妇科临证心悟

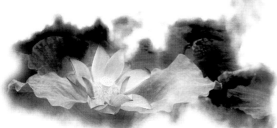

周利军 编著

人民卫生出版社

U0294700

图书在版编目(CIP)数据

妇科临证心悟/周利军编著. —北京：人民卫生
出版社，2015
ISBN 978-7-117-21135-2

Ⅰ.①妇…　Ⅱ.①周…　Ⅲ.①中医妇科学－临床医学
－经验－中国－现代　Ⅳ.①R271.1

中国版本图书馆 CIP 数据核字(2015)第 178739 号

| 人卫社官网 | www.pmph.com | 出版物查询，在线购书 |
| 人卫医学网 | www.ipmph.com | 医学考试辅导，医学数据库服务，医学教育资源，大众健康资讯 |

妇科临证心悟

编　　著：周利军
出版发行：人民卫生出版社（中继线 010-59780011）
地　　址：北京市朝阳区潘家园南里 19 号
邮　　编：100021
E - mail：pmph @ pmph.com
购书热线：010-59787592　010-59787584　010-65264830
印　　刷：三河市尚艺印装有限公司
经　　销：新华书店
开　　本：710×1000　1/16　印张：9　插页：2
字　　数：171 千字
版　　次：2015 年 8 月第 1 版　2016 年 10 月第 1 版第 2 次印刷
标准书号：ISBN 978-7-117-21135-2/R · 21136
定　　价：24.00 元

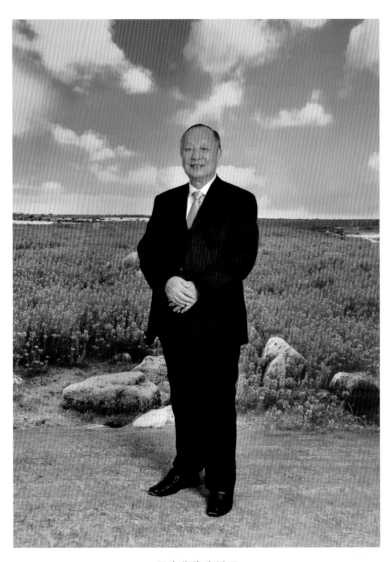

周容华先生近照

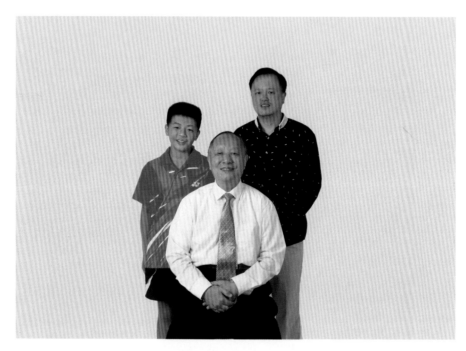

周容华先生与本书作者及家人

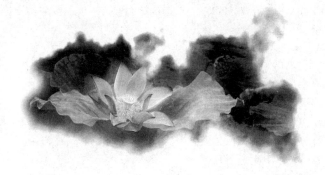

内容提要

　　周容华为湖北省中医妇科名家，治疗妇科疾病，疗效颇佳。其提出的妇科调经法、治不孕法，在同道中广为传播。

　　本书共分3章，简要介绍了周容华先生60年的中医妇科学术思想、经验、心得与体会，重点介绍了其用中医中药治疗月经不调、不孕症等妇科病证的独到辨证论治经验，突出了其临床立法、处方、用药经验等，同时还简要介绍了其经验方组成、功效及加减应用等。

　　全书内容丰富，资料翔实，反映了周容华先生的中医妇科治验，其学术思想及经验方可以直接指导中医临床诊断与治疗，适用于广大医务、教学及科研人员阅读参考。

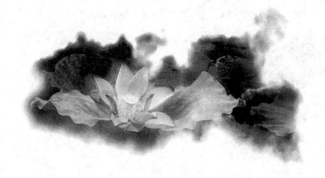

陈 序

　　周容华主任医师，著名清代医家杨际泰家乡名医也。1960 年初，我在广济县人民医院毕业实习一年余，当时他拜当地名医干峙三为师，我与他虽非同窗学友，但在临床实习之际，常一同跟师抄方，同去病房会诊看病，后来他又来我校进修学习，加之他与我老伴同乡、曾同为校友，交往切磋叙谈甚多，成为挚友也。随着无数次相见交谈，他勤奋好学，中医基础扎实，临床见识丰富，医学著述颇丰，声誉名扬鄂东，甚有千里之外患者前来救治，给我留下深刻印象。今周容华主任医师积累 60 年临床经验，由其子周利军医师搜集、整理其父妇科方面诊治经验，汇集成《妇科临证心悟》一书，邀我先睹作序，拜读之后，获益良多。

　　周容华主任医师在 20 世纪 50 年代之际，面对农村缺医少药状况，立志从医报效家乡父老的健康安危，投身于传统医学之域，他善吸收诸师之精华，博览古今之长，不仅善长内、儿科，尤其对妇科见解独到，治疗月经不调及不孕症有较深的造诣。其提出"四步调经法"、"调经五原则"、"调肝十法"、"治脾六法"、"补肾五法"等心得卓见，创制系列"妇科调经汤"、"通经方"、"通管汤"等经验方药，临床疗效确切。

　　周容华主任医师传承多位名医，勤奋好学、治学严谨、学验俱丰。他善于搜集治疗验案，又积累较多病例，提炼分析，阐述医理。其不仅穷研岐黄之道，又熟读现代医学之理，不拘门户之见，循古训、探新知，对临床妇科诸多病症具有独到见解与较深造诣。《妇科临证心悟》一书，是父子二人辛勤劳动的结晶，对妇科同仁以及后学者定有参考使用价值，并对妇科临诊有所启发和帮助，该书即将付梓问世，徵序于余，爰撷数语，欣然为序。

湖北中医药大学教授
主任医师、博士生导师　　陈如泉　谨序
2014 年 3 月 25 日

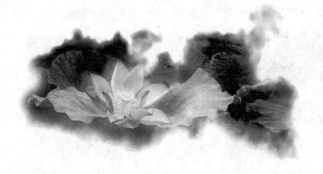

周序

　　余在治学与行医生涯中，走过的道路艰辛而难忘，探索的旅程漫长而丰盈，从只读过小学五年级的山村农民，经中医学徒到不断进修和拜师学习，由赤脚乡医成为闻名一方、小有名气的主任医师，一路洒下太多的汗水和心血。

　　在60年的临床诊疗中，余对内、儿科诸疾所见很多，尤对中医妇科研究颇深，治疗不孕症方面能独辟蹊径，有较多的临床经验和体会。

　　不孕症关系到家庭的安宁与和睦。解决不孕症的社会意义较大，可为患者带来温煦，使他们享受本应得到的天伦之乐，使濒于破裂解体的家庭因为重获生机而破镜重圆，使不和睦的家庭重获幸福和安宁，消弭了社会不稳定因素，直接或间接地维护了社会的安定，可谓善莫大焉。

　　学术继承人兼吾子利军自幼侍诊，耳濡目染，对中医药学产生了浓厚兴趣。其毕业于湖北中医药大学，从事中医临床工作20年，现为黄冈地区武穴市第一人民医院中西医结合副主任医师。其在工作中，能理论联系实际，师古不泥，求实创新，灵活运用辨证论治的原则，治疗内科疑难杂症及妇、儿科诸疾；对许多临床常见病、多发病的治疗效果很好，往往能药到病除；在经验传承及学术思想上亦多有建树。

　　利军随余应诊18年，利用空闲时间，将余在妇科治疗用药的点滴经验、心得与感悟，归纳、总结及整理成册，名曰《妇科临证心悟》，以供同道及患者参考。

　　由于余等学识水平有限，经验不足，缺点及谬误难以避免，亟盼诸贤批评与指正。

武穴市第一人民医院

中医内妇科主任医师　**周容华**　谨识

2014 年 4 月 20 日

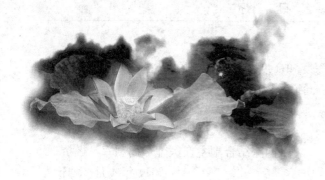

自序

　　中医药是我国各族人民在几千年来与疾病做斗争中形成发展的医学科学，为中华民族繁衍昌盛做出重要贡献，对世界文明进步产生积极影响。中医药传承几千年，不仅有高超的医术，更有高尚的医德传统。

　　家父周容华主任医师，年逾七旬，从事中医工作60年，对中医学术有较深的造诣，临床经验丰富，治疗效果较好，尤长于妇科，在当地享有较高声誉。他幼承师传，无论理论研究，抑或临床实践，均有独到之处。这些理论经过数十年之临床验证，不断补充发展，日臻完善，弥觉可珍；其学术经验指导周氏后学，勤于实践，精于方药，为广大患者服务。

　　现代妇女由于生活和社会压力的影响，越来越多的女性患月经不调及不孕症，当家父目睹患者痛苦和家庭矛盾后，他主攻妇科诸疾。其治疗妇科疾患，重视调补肝、脾、肾，认为妇女经、孕、胎、产均与肝、脾、肾三脏有密切关系。在治疗实践中，采取调脾胃、补肝肾之法，每获显效，尤其对月经不调和不孕症的治疗，效果显著。

　　因为疗效确切，患者口碑相传，数以百计的病人来函寻医问疾；数以千计的患者接踵而至诊疗！面对成功、荣誉和声望，家父仍然谦虚谨慎，朴实无华，一如既往。

　　余从小受家庭思想熏陶，感触行医既治病救人，又泽庇桑梓，造福一方，因而立志行医，悬壶济世。如今，在家父多年的指导下，早已独立门诊，医德严谨，医术较精而富有爱心。生活中，聚师、父于一身的他不厌其烦地谆谆教导我为人之道、为医之道。他无时无刻不在指引着我、激励着我，特别是言传身教令我永铭在心，没齿难忘！

　　余于2012年编著《周容华临床经验辑要》一书付梓问世，深得同道和患者喜爱。两年来，又将家父从医60年的妇科治验和典型病案加工整理，撰写成册，编写《妇科临证心悟》一书，承蒙人民卫生出版社大力支持，慨然允为出版，深表谢意！

　　在本书的编写过程中，得到了全国名老中医、博士生导师陈如泉教授亲自审阅并赠序言，谨志谢忱！

　　但由于余等认识疾病的深度和广度水平有限，在繁忙诊余之暇，仓促编写，缺点错误在所难免，尚祈同道及广大读者，不吝赐教。

武穴市第一人民医院

中西医结合副主任医师　**周利军**　敬撰

2014 年 4 月 25 日

书于日暖杏林阁

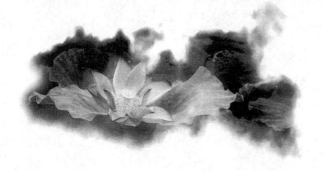

前言

　　周容华主任医师，是一位理论联系实际的中医妇科名师，其临床疗效被业界公认。其早年学医，师出名门，后进入黄冈地区卫生学校及湖北省中医学院（现为湖北中医药大学）学习与深造，毕业后跟随湖北名老中医干峙三老先生学习，深得赏识，被视为衣钵传人，也尽得其真传。今年是家父75岁寿辰和行医60年纪念，为此本书从三个方面对家父60年妇科临床经验进行了系统总结。

　　第一章医论医话，以专题形式介绍了家父与其师在中医妇科方面的学术思想、临床经验、诊治特色以及家父本人的养生保健经验。第二章医案，总结家父临床典型医案，每案例后加按语点评，分析了家父对妇科多发疾病、疑难杂症的辨证论治特点。第三章经验方，介绍了家父创制的系列妇科调经汤及其他经验方。余将家父60年的妇科经验加以总结，希望对广大医务工作者有所启迪。

　　以下论述只是个人的一些浅见，不能完全表述家父的辨证精华，正所谓"望夫子之门墙者也"，希望同道及有识之士一管窥豹，有所收获。

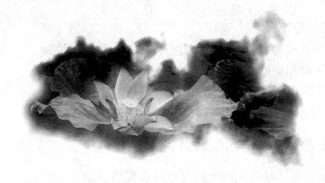

医家小传

　　周容华，中国共产党党员，湖北省武穴市第一人民医院中医主任医师，1940 年生，湖北省广济县人。出生于贫苦农民家庭，幼年多难，遂矢志岐黄之学，15 岁开始在郑公塔镇坐堂行医，初露头角，因其医术精湛，临床疗效显著，深受病家信赖和爱戴，并名扬周围乡镇，20 世纪 60 年代即被誉为广济县四大名医之一。1966 年赴湖北省中医学院师资班深造，面聆黄绳武、毛美蓉、陈如泉等各位前辈之教诲，并能吸取众家之长，对伤寒、温病及疑难杂症等深有研究。曾任武穴市中医药学会副会长、理事，武穴市第一人民医院中医科主任。

宝剑锋从磨砺出，梅花香自苦寒来

　　家父 15 岁开始跟随广济名医吕楚椿、毛又新先生学习中药与中医，早晨采摘、炮制中草药，白天跟师应诊，晚上总结经验，背诵《内经》、《难经》、《金匮要略》等经典著作。从医数载，拜草医为师，与药农为友，尝百草，辨药性。其 18 岁即悬壶广济，其间博览群书，遍访名医，技术日增，求治者络绎不绝，医名渐噪。1959 年经县中医考试，名列榜首，进入黄冈地区卫生学校学习。1961 年 4 月，毕业后被分配到广济县第一人民医院，受业于湖北名医干峙三老先生门下，朝夕侍诊，耳濡目染，急难重症，所见颇多，勤苦数载，尽得干老秘旨和真谛。

　　家父对中医研究潜心笃志，学以致用，勤奋开掘，推陈出新。他不仅把中医前贤的学术思想与临床经验有机地结合起来，作了理论上的发展，而且还根据现代科技和医学研究进展，在临床实践中进行新的探索，作出了新的成绩。他以高超的医术、确切的疗效，认真细致而又耐心热情的服务态度，赢得了患者的信任。他非常随和，也非常健谈，只要他坐诊，就会病人云集，诊室若市，作为一个医师，他感到了莫大的光荣。

　　家父倾心继承发扬中医，从事中医教学、临床医疗、科研工作迄今 60 年，诊治 100 万余人次，学验俱丰，声誉鹊起，均源于他对中医学的执著追求和悬壶济世的高尚品德。他在长期的临床实践和教学中，学术造诣较深，倡导辨病辨证相结合。他不仅对常见病、多发病用中医辨证思维去立法、处方、用药，疗效较好，而且对疑难杂症效果满意。其学术研究以整体观念为主导，脏腑相关理论为核心，长期临证治验丰富，在省内外颇有影响。

矢志岐黄施仁术，中西汇通重实践

家父在学术上探求经旨融新知，取金元四大家之长以及温病学熔于一炉，因而对疑难重症每获良效。其中医理论造诣颇深，长期致力于临床研究，并吸收现代医学知识，师古创新能独出机杼，善于吸取众长，逐步形成独特的学术思想和医疗风格。

他精研古籍，尤重《傅青主女科》，对傅青主的理论思想非常推崇，认为其"夫经本于肾，而其流五脏六腑之血皆归之"及"舒肝肾之气，非通经之药也；补肝肾之精，非利水之品也，肝肾之气舒……不治之治，正妙于治也"的学说，不仅适用于治疗内科杂病，更适用于妇科。临床具体治疗，必须详审病机，辨清虚实之兼夹，补通攻散诸法灵活应用。

他广览古今各家之临床，亦受现代科学之浸沁。其非常重视对现代医学的学习，主张取其所长，为我所用。临床擅以重剂猛药起沉疴，善用虫类搜剔之品蠲顽疾，巧选经方对药治杂病。

家父潜心研究中医学术精髓，并付诸临床实践。他说："中医理论博大精深，在临床中要有理论基础。但是每个病人的实际情况不同，细微之处不能拘泥于理论，这就要在实践中汲取经验。"

师古不泥，治病求本

60年来，家父在中医临床工作中，发皇古义，融会中西，博采众长，致力创新。他告诫我要打好内科基础，学好中医经典著作和精通中医理论，医病与治人相结合。在治病中要妥善处理扶正与祛邪的关系，在祛邪同时要照顾胃气。另着重治法和方剂的应用研究，临床强调辨证论治，治病求本，临证用药方圆合度，简洁扼要，效果显著。

在诊疗过程中，当融合理、法、方、药于一体，才能保证临床疗效和不断提高中医学术水平。他常常告诫我们不要被种种表象所迷惑，要找主要矛盾，抓病证的实质，治病求本，才能取得较好的疗效。

家父临证善求其本，崇尚益气活血，素重调理脾胃，认为脾胃为后天之本，气血是生命活动之源泉，因而每获良效。治病原则以脾胃为枢，调气为先，识为机体康复大法。凡病无不涉及气血，调理脾胃气血可以安五脏，另力主固护正气。临证用药时，务求平淡和缓，无伤正气；虚者不可呆补，实者不可强攻，重在调理，务求治本；即使遇有当攻当破者，亦要注意"无使过之"，恐"伤其正也"。

他认为临床上许多迁延不愈的顽症，都与机体的代谢紊乱、运化失调有关。因此，临床诊疗要注意如下几点：病初常见气血量变之征，即气滞血瘀，如肝郁不舒、心气不通及瘀血内停等证。治当行气活血以治标，行气重在疏肝，药如柴胡、郁金、赤芍、丹参之类。而病久必见气血亏损之象，治当补气养血以治其本。如滋补太过，反致气滞血瘀，欲速则不达，应当缓缓图之。如补气不忘理气，药如黄芪、西党参之属，少佐神曲、焦楂；养血切记行血，药如当归、炒白芍之辈，酌加丹参、红花之类。

擅长妇科，送子观音

家父毕生穷研医理，不拘门户，尊古融今；主张"病"、"证"结合，医药并重，注重实效，临床上对内、妇、儿科疾病治疗及选方用药有许多独到之处，尤善用中医经典理论治疗疑难杂症，常起沉疴。他以擅长治疗中医妇科著称，对妇科疾病机制的探索，除奇经八脉以外，尤注意肝、脾、肾三脏的关系，形成了其独到的见解。他提出的"调肝十法"、"治脾六法"、"补肾五法"等多种学说，丰富了中医理论，在临床中被同道及后学广为传播与应用。

20世纪70年代初，他开始主攻研究中医妇科，专治胎前产后、崩漏带下等经孕诸疾造诣尤深，治疗妇科病疗效显著，有口皆碑。以调经为大法治疗妇女不孕症颇多获效，被誉为"送子观音"。其辨证用药组方自成体系，以审证求因为首务，紧紧抓住证候辨证施治，以屡验奇效而闻名。他经常对我们说，女性较之男性，病况复杂得多，在经、孕、产、乳的特殊时期，如果调理不当，都可能遗憾终生。临床接治女性病人，千万要询问其经期情况，结合病人的脉象、舌象，才能作出正确的判断。

家父从事临床诊疗，擅用经方治疗妇科疾病。他认为治妇科病，重在调气血。女子以血为先天，血旺则经调，但治血关键在调气，"气行则血行，气止则血止"。如血脱者当益气，血滞者当行气。血为水谷之精气，生化于脾，总统于心，藏受于肝，施泄于肾，以灌溉周身，上为乳汁，下归血海而为经血，故欲使经气无损，则应安五脏而和气血。此外，治妇科病尤其注意病人饮食调摄，合以情志调和，使阳生阴长，百脉充实，临证多获捷效。

作为蜚声省内外的妇科名医，很多疑难杂症都能在家父这里迎刃而解。如媒体介绍的数个在做两次试管婴儿失败后，经家父诊治喜得贵子的典型病例。他致力于妇科疾病的研究，不仅继承和发扬了古人的学术思想，而且创立了自己独特的学术特点。他的诊治风格受干峙三老先生影响最大，而多年来摸索出著名的"四步调经法"及"调经五原则"与他属于温补一派的学术思想是相同的。特别在临诊组方用药时，他强调患者不同个体、不同时期之不同特性，既遵循传统医学之用药理论，又因证制宜、因人制宜，忌用药千篇一律。如对病因不同出现的月经不调及不孕症，他每次都会寻根问源，找到病因，审因论治。

他在妇科病诊治方面独树一帜，对月经不调、盆腔炎、子宫肌瘤、输卵管阻塞不通、绝经前后诸症、不孕症的治疗积累了丰富的经验，崇尚"妇人以通为顺"的学术思想。他主张治疗妇科病以疏肝补肾，养血化瘀为主法，无病预防，有病诊治，融合中西，多法共施以达到身心健康。根据长期的临床实践，他总结出"妇人之病，源于脏腑，累及气血，显于胞宫。脏多空虚，腑多邪实；气多滞闭，血多阻塞"的学术观点，并相应地在临诊中逐步形成"种子必先调经，调经必疏肝气，疏肝必化瘀血，养血必补肾精"的诊疗思路及以权衡缓急为手段、疏肝调经为治则、补肾养血为主法的诊疗特色，形成了独具特色的"周氏妇科"，影响深远。

笔墨耕耘，天道酬勤

1986年，家父受聘于湖北省中医学院内、妇、儿科任带教老师，曾多次出席全国及国际学术会议，并作大会报告。获有"豚鸭血转移因子的研究"、"脑肿瘤治验"等3项省、市级科研成果。他于繁忙的诊务教学之余，参编《络病学基础与临床研究》等医学著作6部，发表学术论文10余篇，对古典医学文献的研究，对中医理论的探讨，对临床治疗，都起到指导作用。

数十年来，他厚德济生，反复临证，在长年累月的医疗实践中逐步提高医术，在人民群众中建立起良好的口碑。其以德为本，德艺双馨，务实求真，不务虚名，方成其名。正是凭着几十年来刻苦钻研中医典籍和认真临证处方用药所下的功夫，他才得以在浩瀚的中医知识海洋里游刃有余。即便如此，到了晚年他仍然觉得自己学得不够，"吾生有涯而知无涯"，仍深感还要加紧学习，可谓活到老，学到老。

老骥伏枥，志在千里

纵横捭阖间，家父不断丰富自己学术研究的深度和高度。他治学严谨，辨证不落前人窠臼，处方轻灵活泼，一线贯穿，自成风格；用药平和纯朴，于稳妥之中求变化，于平和之中见神奇。他多次强调发挥中药的双向调节作用，并将现代医学药物理论运用于中医临床，以提高疗效。

他认为能够从事救死扶伤这个职业是幸福而难得的，"救人一命，胜造七级浮屠"。他以仁心济世，以仁术救人，对病人不分贵贱，一视同仁，精心诊治。

如今，家父虽已年逾古稀，仍致力于中医传承和临床工作，坚持每天上午专家门诊，服务患者。30 余年来，年门诊量始终居全市专家之首，为中医药特色的发挥、中医妇科学术的传承和发扬贡献自己的智慧和精力，为下一代中医工作者树立了学习的楷模。

桃李满天下，春晖遍四方

家父潜心于中医教育事业，呕心沥血传薪火，桃李满园誉杏林。对于自己的学生，他竭其所知，倾囊相授，毫无保留地将自己的学术思想、临床经验倾心传授。如今，学生都已颇具声望，在中医临床、科研、教育上取得了令人瞩目的成绩，成为中医药事业发展的骨干力量。其子周利军医师作为其学术继承人全面地继承了他的学术思想。

其深知身教重于言教的道理，他的言传身授常使学生深受感动。他要求学生对经典著作要精读深思，精辟之处要熟读背诵。他向学生传道、授业、解惑，诲人不倦，其言传身教受益匪浅，体现了名老中医的大医风范。

他主张师古而不泥古，善于运用古方加减化裁和创制新方，其创制的系列"妇科调经汤"、"通经方"、"通管汤"、"连翘败酱汤"、"化瘤汤"、"更年期汤"等经验方问世，临床疗效确切。经上万例临床资料证明，这系列药品有不开刀、不复发、疗程短、疗效高，以及花钱少的优点，深受患者和同道好评。其验方医案被收集到各种专著、参考书中。

以上所谈，仅为家父做人、治学的点滴，但窥一斑而知全貌，家父的为人、治学态度与境界让我们做学生的受益匪浅，故出此小文，以飨更多的中医学界同仁和后学。

周利军

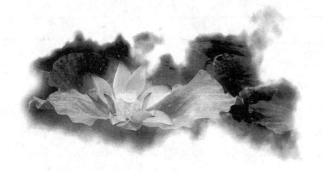

目 录

第一章 医论医话

第二章 医 案

第三章　经　验　方

目　录

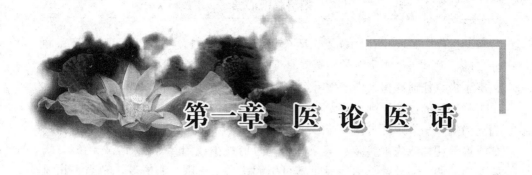

第一章 医论医话

　　周容华提出经前诸症之"气血虚弱，冲任失调，肝郁气阻，肾亏血瘀"的病理机制，常用调冲与疏肝、补肾兼顾之法。他创制妇科养血调经汤、调经种子汤、补肾促孕汤、疏肝养血汤，集中反映了其疏肝补肾，调经治不孕的学术思想。

　　周容华根据生理、病理特点不同，在月经周期内的不同阶段，而采取"经前勿补，经后勿泻，经时治标，平时治本"的治病原则。

　　周容华擅用四物汤，创制四步调经法及治疗五原则，除精于辨证外，还注意调经补肾，兼顾气血，补肾以益精为主，益精以化气生血，养血不忘益气，清热凉血不伤阴，补肾兼顾阴血的诊疗观点。

第一节　周容华妇科学术思想简介

　　周容华主任医师是湖北省著名中医妇科专家。他的学术思想得益于黄绳武、毛美蓉、陈如泉等老师，在妇科方面对干峙三老先生尤为推崇。在长期临床实践中，治疗妇科病也有很多独到的经验，疗效显著。笔者现将其学术思想简述一二。

一、善治不孕　四步调经

　　对于月经诸症的治疗，家父提出了"气血虚弱，冲任失调，肝郁气阻，肾亏血瘀"的病理机制，临床采用调理冲任、疏肝理气、补肾活血、因势利导等法，疗效显著。他认为，月经诸症是脏腑功能失调，气血不和，导致冲任二脉的损伤，其病机可分为气血亏虚，冲任滞涩，肝肾阴虚，瘀血阻滞等。一般在经前或经期以疏肝理气调经为主，因经行以通畅为顺。经后因胞脉空虚，当以扶脾、固肾，以资经血之源，使精充血沛，则经自调。

　　妇女月经是脏腑、经络、气血共同作用下引起子宫周期性的出血，因月经的主要成分是血，血由脏腑所化生，通过经络输注下行而为月经。在形成

1

月经的过程中，起生化、统摄、运行与调节作用的，主要是肝、脾、肾和冲任二脉，尤其是"天癸"的始至，是促使月经来潮的重要环节。若肾气充沛，天癸至极，任通冲盛，则产生月经。

月经病的治疗原则，首先重在调经以治本。妇女有先病而后致月经不调，当先治病，病去则经自调；若因经不调而后生病，当先调经，经调则病自除。如慢性消耗性或失血性疾病等，可引起月经过少或闭经等，则当先治病，病除则经自调；另外，如因经量过多可引起头昏、失眠、心悸等，则当先止血调经，经调症自除。其次，在具体用药过程中，根据"急则治标，缓则治本"的原则，视证之轻重缓急。如痛经剧烈，当以止痛为主；暴崩下血不止者，当以止血为先；正值经期，切忌大苦大寒、大辛大热之品，以免滞血动血。

家父认为，肾为阴阳之本，生殖之根，经水出于肾，在肾的主导下以及肝藏血、脾统血、心主血、肺主气帅血的共同作用下，冲任胞宫发生周期性阴阳气血盈亏消长变化，提出中药调周序贯疗法治疗月经不调，从而达到调经种子之目的。

1. 行经期（月经期）　即月经周期的第1～5天，此时子宫泻而不藏，经血排出，多在辨证论治的基础上，采用理气活血的调经之法，目的在于因势利导，活血化瘀，推陈出新，使瘀去生新，胞宫排血通畅而无滞涩之弊，有利于子宫内膜的修复，使气血调和以达去陈布新之功。

家父认为，经血为有余之血，应下则下，如于月经第3天仍不见少，则调以活血止血之剂，止血务必不留瘀。治以化瘀理气，通利为主。临床上，家父多用自拟养血调经汤加减。熟地15g、当归10g、炒白芍10g、川芎6g、柴胡10g、香附10g、丹参15g、益母草15g。方中熟地、当归、炒白芍、川芎养血活血，补中有行，活中有养，通治血证百病；柴胡、香附理气消滞；丹参味苦性微寒，活血化瘀，有"丹参一味，功同四物"之说；益母草活血调经。

2. 经后期（卵泡期）　即月经周期的第6～12天，此时血海空虚渐复，子宫藏而不泻，应调理冲任，益气养血，促进阴长源充，为阴生阳长奠定基础；应本着"缓则治本"的原则，促使卵泡发育成熟，调节冲任及脏腑功能，培补后天，祛除余邪，使气血得充，冲任调和，脏腑得安。

家父认为，在这一时期，月经排净，血海空虚，冲任衰少，卵泡的发生发育需无形之气催化，有形之精血充养。因此，治以补精血滋润子宫，助天癸生成，另同时调理脾胃，健脾益气，补养气血，调整天癸、冲任、胞宫的功能，以促进卵泡发育。以益精血，养冲任为主，促使卵泡发育。家父多用自拟调经种子汤加减。柴胡10g、香附10g、丹参15g、当归10g、炒白芍10g、黄芪30g、西党参15g、艾叶6g、乌药10g、紫石英30g。方中柴胡疏肝清热，理气解郁，使木得条达；香附辛散苦降，芳香走窜，归肝经以理气开郁，走三焦能行气分之滞并可通经血，为血中之气药；丹参祛瘀生新；当归、炒白芍养血柔肝，敛阴以平肝；黄芪、西党参健脾补气以生血；艾叶温经活血；乌药辛开温散，善于疏通气机，能顺气畅中，消胀止痛；紫石英强壮命门，益精化血，温肾暖宫。

3. 经间期（排卵期） 即月经周期的第13～16天，此时正值卵泡发育成熟待排时。由于血去脉虚，易为邪侵。只有精血充足，才能摄精成孕；只有氤氲之气健旺，才有生殖之机。因此，治以补调为法，滋补肝肾，疏通血气，活血通络，以补气养血促进排卵。

家父认为，此时卵泡渐趋成熟，需借助动力排出。如两神相搏，合而成形，便成胎孕。如未受孕，胞脉通畅，则顺利排卵。因此，治以滋阴补肾，培元为主，促使天癸成熟，有利于排卵。家父多用自拟补肾促孕汤加减。熟地15g、山萸肉10g、光山10g、黄芪15g、制首乌10g、续断10g、淡大云15g、菟丝子10g、覆盆子15g、巴戟天15g。方中熟地滋肾阴，益精髓；山萸肉酸温滋肾益肝；光山滋肾补脾，以肾肝脾三阴并补而重在补肾阴为主；黄芪补脾益气以生血；制首乌滋补肾阴；续断有补肝壮肾，养血敛阴之功；淡大云、菟丝子滋补肝肾，温补肾阳，入命门以强精；覆盆子、巴戟天治阴不忘阳，寓水中补火，使生化无穷。

4. 经前期（黄体期） 即月经周期的第17～28天，此时阴血已充，阳气内动，血室满溢，以待月经来潮。治疗以平调为法，宜疏肝理气，勿滥用补药，以免阻碍血液运行，致经前乳房胀痛，腰腹刺痛等，另应平衡阴阳，血海充盈，任通冲盛，促使黄体成熟，为妊娠或月经来潮打下基础。

家父认为，此期阴生阳长，致出现各种经前不适症状。肝为藏血之脏，主气机之条达；肝与冲脉相连，肝血注入冲脉。若肝气条达，则经血流畅。其多次告诫，为防壅滞，应加重理气活血药，使经血畅通无滞。因此，治以疏肝理气，以顺为主。家父多用自拟疏肝养血汤加减。生地15g、当归10g、炒白芍15g、川芎6g、柴胡10g、郁金10g、香附10g、泽兰10g、丹参10g、茺蔚子10g。方中生地滋养阴液；当归、炒白芍行血养血活血；川芎行气活血祛瘀；柴胡、郁金疏肝柔肝，理气解郁，促使肝气平和，气机调畅，血脉通利；香附调经止痛；泽兰、丹参活血化瘀通经；茺蔚子甘辛性凉，能活血调经，疏风清热，治妇女月经不调，崩中带下，产后瘀血作痛等，《本草经疏》曰："茺蔚子，为妇人胎产调经之要药。此药补而能行，辛散而兼润者也。"

二、创制系列妇科调经汤

因月经不调主要表现在周期、经量的失调，病因有虚实两端。治疗则当针对其太过和不及，平衡阴阳，调和气血，滋养肝肾，补其不足，泻其有余。因肝主疏泄，调理冲任气血；肾主生殖，为天癸之源，冲任之本，故调经之要，归根在肝肾。调肝则肝气条达，疏泄正常；补肾以益精为主，益精以化气生血，养血不忘益气等，通过补益肝肾，益气和血的方法，使肝肾滋补，气血充盈，冲任得养，经血自能满盈，月事则以时下。

对冲任虚损所致的月经不调、痛经、闭经、女性不孕、产后诸病等疾患，家父创制妇科调经系列汤应用于临床 60 年，疗效显著，是周氏妇科调经的主要方法之一。其中，养血调经汤集中反映了他调理冲任，益气养血，疏肝理气，补益肾精的特点，其主要组成为熟地、当归、炒白芍、川芎、柴胡、香附、丹参、益母草等。

方中重用熟地滋养肾阴；当归味甘而润，"为血家必用之药"，辛香善于行血养血活血，调经止痛，使气血充足则冲任脉盛，胞宫得以充盈；肝喜条达，必以水涵木，故用炒白芍滋阴养血，调经止痛，一则柔肝涵木，二则防诸多辛温香窜之味耗散阴血之虞，又可止痛；川芎行气活血祛瘀；柴胡疏肝柔肝，理气解郁，促使肝气平和，气机调畅，血脉通利；香附味辛能散，气香走窜，调经止痛，主入气分，行气之中兼行气中血滞，为气中之血药；丹参祛瘀生新，"一味丹参抵四物"，具有活血止血，止血而不留瘀之特点；益母草为妇科调经要药，活血化瘀，行气止痛。

综观全方，选药精当，标本兼顾，配伍合理，不仅行血分瘀滞，而且解气分之郁结。其中以疏肝解郁，补肾生精，调经促孕为主，使精充则肾强，肾强则冲任得养，从而使气血通畅，肝肾得补，经调孕成。

三、创调经治疗五原则

周氏妇科认为，治疗月经不调应以"调"为主。首当重肝肾，兼顾气血，另应顾护阴血，如清热凉血不伤阴，补肾兼顾阴血等，是周氏调经治病的特点。

家父在四诊合参基础上，通过月经病发病规律的研究，得出如下结论：月经先期多为血热和气虚；月经后期多为血虚或血寒；先后无定期多为肝郁；月经量多，多为血热；月经量少，色淡，质清稀，多为脾虚；量或多或少，多为肝郁或肾虚；血色深红或紫红，质地稠厚为实热；血色淡红，质地清稀为气血亏虚；色黯有块，多为血瘀；经前或经期小腹疼痛，拒按，舌质红，脉数，多属实；经后小腹隐痛，喜按，唇色淡，脉弱，多属虚；小腹绵绵作痛，喜温喜按，多属虚寒；经行而小腹胀痛，胀甚于痛，属气滞；痛甚于胀，属血瘀。

月经病的治疗原则重在调经。临床中，他制定调经五原则：

1. 疏肝养肝　肝藏血，主疏泄，性喜条达，恶抑郁。肝体阴而用阳，具有储藏血液和调节血流、血量的生理功能，肝又有易怒、易郁、易热、易虚、易亢的特点。妇女由于工作及家庭压力大，多引起精神抑郁。若肝失条达，疏泄失常，以致产生肝郁气滞，则冲任不调，致发病变，症见月经量少，色黑，经行不畅，或前或后，两胁胀痛，烦躁易怒等；若情志不舒，暴怒伤肝，则肝疏泄太过，症见月经先期，量多，痛经，闭经，经行乳房胀痛，不孕症等。

家父认为，肝为刚脏，疏肝解郁不可一味用香燥劫阴之品，而应适当佐以滋养肝经血分之品，如当归、制首乌、芍药等，否则易化燥化火，变生他证；肝血不足，冲任失养，血海不盈，胞宫失其濡养，则可见月经量少或闭经；肝血亏虚，肝阳上亢，则出现经前头痛，经行眩晕等。治疗应以养血柔肝，滋水涵木为主，滋肝体以复肝用，柔肝而能达到疏肝健脾养血之目的，使肝气条达，气机调畅，气血疏通，气调血和，则血海按期盈亏。

2. 健脾养胃　脾胃为后天之本，气血生化之源。冲任隶于阳明，妇女谷气盛则血海满盈，经候如常。如脾胃失调，化源不足，则可致月经失常。健脾以养血之源使经有所化；益脾之气，使经有所统。冲脉隶于阳明，脾胃健运，气充血足，则经、孕、产、乳正常。

家父认为，脾胃虚弱，气血生化不足，统摄无权，津液的输布与排泄失常及升清降浊失司，损伤冲任，致月经不调，闭经，带下病，子宫脱垂等。治疗应调畅气机，利湿助运以健运脾胃，反对滥用补药。

3. 滋肾补肾　肾为先天之本，主藏精、生殖，胞络系于肾，肾气盛，天癸至，任脉通，太冲脉盛，月事以时下；肾气虚，天癸竭，地道不通，月经停闭。若先天肾气不足，或房劳多产，或久病大病，导致肾的功能失调，冲任损伤，发生妇产科疾病。

家父认为，若肾阴虚损，阴虚阳亢，血海不宁，则月经先期，量多，色红，崩漏等。治疗应滋补肾阴，养血调经。但反对不具体辨证，一见身体虚弱便用补肾之品，因此类药物多温燥，滥用会导致血热瘀重，病情加重。

4. 调理气血　血是月经的物质基础，气是运行血液的动力，气血失和，是导致月经病的主要因素。妇女经、孕、产、乳以血为用，又易耗血，影响冲任血海空虚，胞宫、胞脉、胞络失养或冲任匮乏，致月经后期，量少，色淡，闭经，胎萎不长，不孕症，产后缺乳等。

家父认为，调理气血，首先应分辨是在气或在血。病在气者，当以治气为主，并佐以养血活血之药；病在血者，则以活血为主，佐以补气、理气、行气之品。如血寒配以温经理气；血热予凉血清气；血虚则补血益气；血瘀宜破瘀行气；血脱应补气固脱。调理气血之目的，务必使气顺血和，冲任通盛，则病自愈。

5. 补益肝肾　因女子以血为本，以肝为先天，经、孕、产、乳的物质基础是血，而肾是完成这一生理功能的动力。肝肾同司下焦，精生血，血化精，精血互生，精亏则血虚，血少则精不足。冲任隶属肝肾，肝藏血以利疏泄，肾藏精以化精血。另肝主疏泄，肾主闭藏，一开一合，一泄一藏，协调合作，共同完成月经的周期。

家父认为，肝为肾之子，子虚能盗母气，子充则令母实；又肾为"封藏之本"，故宜加用补肾固精之品。因此，补肾阴应兼养肝血。通过补养肝肾精血，冀达肝血、肾精充盈，气血调和，使生血有源，精血互生，冲任充足，血海满盈，胞脉通畅，得以濡养，则经水自行。

四、善用四物

家父认为，作为一名中医妇科医生，临床能够熟练掌握、运用好四物汤是基本功，使用效果颇佳。他说，妇科病重在调气血，调血重在调气，调气重在调肝。调经者，首先应辨其寒、热、虚、实，宜采用寒者温之，热者清之，虚者补之，实者攻之的原则分别施治。另外，在行经期间，用药不宜过用寒凉以致血滞；也不宜用辛散之品，以致劫津伤阴，或热伏冲任，变生他症，务必审慎用之。

家父治疗月经病擅以四物汤为基础。四物汤（《太平惠民和剂局方》）是调经补血的主方，治疗冲任虚损、营血虚滞证效果甚佳。《医学入门》曰："……来少色和者，四物汤。"冲为血海，任主胞胎。若冲任虚损，则妇女月经量少，色淡，经期推迟；若脾虚而不摄血，肾虚而冲任不固，则发生崩中、漏下等证。《成方便读》张秉成曰："一切补血诸方，又当从此四物而化也。补气者，当求之脾肺；补血者，当求之肝肾。"四物汤药虽只有四味，但既能补血又能和血，能主治一切血虚不足及妇女月经不调等。方中熟地与白芍为血中之血药，且均为血中之纯阴滋腻之品，补养肝血治疗血虚；当归与川芎为血中之气药，能行血滞，养血活血；川芎入血分理血中之气，味辛行散，使肝疏泄功能正常。全方以养血与活血药同用，养血而不滞血，行血而不破血，补中有散，散中有收，共同成为补血调经之基础方，统治一切血证。所以能广泛应用于月经、胎前、产后等诸多妇科疾病。

家父临床应用中，若其证属实属热者，用生地、赤芍，去川芎，加丹皮、栀子、黄芩、黄柏之类，以清热凉血；属虚属热者，用生地，去川芎，加青蒿、白薇、地骨皮之类，以养阴清热；属实属寒者，去熟地、白芍，加牛膝、益母草以温经通络；属虚属寒者，去熟地，加艾叶、补骨脂、肉桂之类，以扶阳温经散寒；气虚者，加西党参、白术、黄芪以益气摄血；血虚者，去川芎，加阿胶、制首乌以温经养血；血寒致经期小腹疼痛，四肢冷凉，方中去熟地，加桂枝、炮姜、吴茱萸、香附以行气止痛，温经活血；阴虚者，用生地、赤芍以滋养阴液；阳虚者，加巴戟天、菟丝子以补肾温阳；肾虚腰痛加桑寄生、杜仲、续断以滋肾强腰，散寒止痛；气滞者，去熟地，加香附、广木香、枳壳、砂仁之类，以行气解郁；血瘀者，用赤芍，去熟地，加蒲黄、五灵脂、桃仁、红花、丹参之类，以逐瘀活血。

若经期提前，量多，色紫黯，质黏稠，瘀血块多，伴腹痛腹胀者，加桃仁、红花并入血分，为桃红四物汤（《医宗金鉴》），以逐瘀行血，瘀血行则经水得以流通，而腹痛、腹胀自消；若妊娠胎漏，可加阿胶、醋炒艾叶、炙甘草，为芎归胶艾汤（《金匮要略·妇人妊娠篇》），以补虚安胎，养血止血；若崩漏过多，无热者，用胶艾四物汤补之；若热重者，用知柏四物汤清之；若热较轻者，加炒黄芩、炒栀子调之。

第二节 妇科疾病辨证论治简介

中医学在妇科诊断、治疗方面大体上与内科相似，除望、闻、问、切四诊外，还要根据妇科经、带、胎、产等特点全面考虑。先贤有训：妇人之病，经、带、胎、产杂病是也，善治者调其冲、任、督、带。

一、天癸生成 靠先后天

天癸禀先天而生，赖后天以成。天癸虽禀受于先天，然至其发挥作用，还有一个由微到盛的生长过程。在这个过程中，后天的滋养极为重要。月经病乃气血为病，因先天肾气不足，或劳倦伤脾，或七情所伤，或六淫侵袭，致气血失调，冲任受伤而发。

月经病主要表现为期和量的变化，期的变化多与气血失衡有关；量的异常多为气不摄血或气虚血少。故对于月经病不论是经期的异常变化，或者是闭经、痛经、崩漏等，都应以气血为纲，以虚、实、寒、热为目的进行论治；对于经量的异常变化，若月经量大或淋漓不断，当辨其虚还是瘀，虚者当分脾虚或肾虚。

二、妇人之病 尤重在血

妇女血分疾病的表现，关键在月经。月经是妇女特有的生理表现，也是体内气血盛衰的外在标志之一。月经正常与否，直接反映出妇女现有的健康状况。所以，家父一贯主张"治妇人之病，当以经血为先。"通过调整月经周期、量、色的变化，达到正常生理状态。

妇女以血为主，以血用事。李时珍在《本草纲目》中曰："女子，阴类也，以血为主，其血上应太阴，下应血海，月有盈亏，潮有朝夕，月事一月一经，与之相符，故谓之月信、月水、月经。"妇人之血，不仅和调于五脏，洒陈于六腑，供养四肢百骸，而且经、孕、产、乳数伤于血，使其常处血分不足状态。阴盛血充则百病不生，阴虚血少则诸病孳生，故妇科疾病常以血分病居多。

在调经用药时，家父多次告诫，要处处照顾精血，特别是大辛大热，大苦大寒之药用之要慎。因辛热之药伤阴耗液损血，而苦寒之味损伤阳气，亦能化燥伤阴。故清热不宜过于苦寒，祛寒不宜过于辛热。其治妇人之病尤重于血，所立妇科诸方，常以照顾精血为主，虚证如此，实证亦然。其从不妄用伤阴耗血之品，因善用四物汤而享有盛誉，可谓独具特色。

三、辨证立法　虚实为纲

妇产科的辨证特点就是根据妇女的生理特点来辨经、带、胎、产过程中各种病证，还要结合全身情况综合各种辨证方法，特别是脏腑辨证，才能立法适当，治疗无误。家父认为，妇科病中以虚证居多，治宜补虚为主，顾护正气，极少使用攻伐之品。

妇女经期或先或后，经量或多或少，其病责之于肝肾。家父认为，盖肝司血海而主疏泄，肾系胞宫而藏精液。肝肾一体，精血同源，且血随气行，气行则血行，气滞则血滞。肝郁及肾，肝气郁则疏泄失司而血海不调；肾气郁则精血失化而胞宫失养，故经来断续，前后不定。治宜疏肝肾之气，养肝肾之精，精血得养而经自调，肝肾气疏而期自定。

妇科辨证中，除病原辨证外，家父主要是在经、带、胎、产过程中辨虚、实、寒、热。如妇科方面，气虚表现为月经先期、子宫脱垂、产后乳汁自流等；气实表现为经行先后无定期、崩漏、癥瘕等；血虚表现为月经后期、量少、乳汁不足等；血实表现为月经后期、崩漏、癥瘕等；脾湿表现为崩漏、带下、妊娠水肿等；痰湿表现为带下、妊娠水肿、不孕等；肾阴虚表现为月经后期、量少、子痫等；肾阳虚表现为月经紊乱、闭经、带下等；实热表现为月经先期、先兆子痫、崩漏等；虚热表现为月经后期、妊娠高血压、子痫等；寒证表现为月经后期、痛经、闭经等；湿热表现为黄带、阴痒等；寒湿表现为月经后期、闭经、带下等。

此外，妇科病中还有癥瘕积聚，有些属于气滞血瘀，有些属于寒湿痰核凝聚。临床上是比较复杂的。如虚中夹实，实中夹虚，气病及血，血病及气，肝病传脾，脾病及心，脾肾阳虚，肝肾阴虚，肝血不足，肝阳上亢，气血两亏，血虚气滞等。

四、脏腑辨证　重肝脾肾

妇产科疾病，主要是指妇女的生殖系统发生病变。人体疾病可以由局部影响整体，由整体反映到局部，所以对于妇产科疾病的治疗也应根据中医学的特点，本着"整体观念"和"辨证论治"的原则，进行治疗。

由于妇产科的特点是经、带、胎、产，妇人以血为主，血与人体脏腑有着密切的关系。如主之心，藏之肝，统之脾。同时，冲、任、督、带四脉又是妇科涉及的重要经脉。因此，家父在治疗妇产科疾病时，主要是以治心、肝、脾、肾四脏和冲、任、督、带四脉等八个方面。治疗时常以血与阴阳为基础。调肝脾之气血，实际是补冲、任、带脉；调肾之阴阳，实际是补任、督脉。根据临床实践证明，冲、任、督、带四脉，恒以虚损为多。因此，妇产科的临床治疗，还是以治疗脏腑，调理气血等方法，达到冲、任、督、带调和，其病自愈。

女子之身依赖于血，而心主血，肝藏血，脾统血，为气血生化之源；肾藏精，精化血。血虽生于心，然必得肝、脾、肾三脏功能的相互协调、相互制约、相互配合，才能完成从生化、运行，到濡养五脏六腑、四肢百骸的作用，又肝、脾、肾的部位处于中、下焦与妇科病的发生部位相吻合。家父认为，妇科诸病的发生，五脏皆能为之，或心火过旺，或肝气郁滞，或脾气脱陷，或肺气壅滞，或肾精不足等，但其中尤以肝脾肾为要。肝主疏泄，体阴而用阳；脾主生血，为月经之本；肾主藏精，乃胎孕之根。肝脾肾在维持妇女生理功能上有着重要作用，肝脾肾有伤，必致妇科诸疾丛生。

五、气血辨证　分别虚实

妇女以气为先，以血为本，气血调和，气血相互依存，调经即调气血。妇女生理活动的中心，以血用事，其经、孕、产、乳等生理活动，均是耗血的过程，易使机体常处于血分不足，气分偏盛的状态。

家父认为，经病主要在血，并有虚实之别，根据气血相互资生，相互依存，血分受伤必影响及气，气分受病必波及血的关系，临床用药使气行则血行，气生则血长，达到调经之目的。另外强调，治疗血病，尤宜注意加补气药。因气为血帅，气行则血行，气止则血滞，气药有生血之功，血药无益气之理，调理气血，即调理冲任。

临床上，气虚必然导致气不摄血，血随气下陷，表现为月经量多、色淡、质稀薄、崩漏、子宫脱垂及产后乳汁自出等。治疗宜补中益气，固气摄血，补中益气汤加减；出血宜补益摄血，归脾汤加减。

1. 气滞　多因情志内伤，气机不畅，可导致痛经、闭经、癥瘕、乳汁稀少等，主要是由于气血运行不畅，治疗宜理气行滞，药用加味乌药汤加减。

2. 血虚　多因血虚胞脉失养，表现为月经后期、量少、闭经、痛经、不孕、乳汁缺乏等，治疗宜益气补血，养血调经，使血液充足，血流畅通，药用人参养营汤或参芪四物汤加减。在补药之中，加行气之品，健脾以绝生痰之源，勿用攻伐克正之品，赖气血充盛，冲任有资，经自循常。

3. 血瘀　多因内伤等瘀血内阻，胞脉不通，疼痛拒按，月经血块量多，排出则疼痛减轻，表现为痛经、闭经、癥瘕、崩漏等。如崩漏瘀血块多及产后恶露不绝，为瘀血不去，新血不能归经，治疗宜活血化瘀，药用血府逐瘀汤、失笑散、生化汤加减。

4. 血热　包括实热和虚热。实热热迫血行，表现为月经先期、量多、色深红、质黏稠等，治疗宜清热凉血，药用清经汤加减；虚热热迫血行，表现为月经先期、量较少、色黯红、质清稀等，治疗宜养阴清热，药用两地汤加减；如胎动不安，药用保阴煎加减。

5. 血寒　血为寒凝。表现为月经后期、量少、色淡红、痛经、闭经、宫寒不孕等，治疗宜温经散寒，药用温经汤加减。

第三节　肝脾肾三脏在妇科的临床应用

经血来源于脏腑，脏腑则各司其职。如心主血，脾统血，肝藏血，肾藏精，肺主气。但与妇科关系密切的是肝、脾、肾三脏。因肝为血脏，功能是贮藏和调节全身血量。冲为血海，任主胞胎。冲任隶属于肝，肝血充实，疏泄有度；冲任和谐充盈，任脉通，太冲脉盛，则女子经带胎产正常而无恙。脾为后天之本，气血生化之源，脾阳健运则经血充足，应时而下。肾为先天之本，元气之根，主藏精气。肾有肾精和肾气两个方面，肾精为生殖发育之源，为月经的基础物质，即"经本于肾"。肾气的盛衰，主宰着天癸的盛衰。此外，精能化气，气能生精。因此，肾脏功能正常，才能维持正常的生理活动。

家父认为，肝藏血，主疏泄，乃生殖之机；脾主运化，为气血生化之源，属生殖之本；肾主藏精而系冲任，为生殖之根，故肝肾强盛，脾气健运，则气血调和，冲任相资，月事以时下，精血择时合，乃能妊娠。若情志不舒，精神紧张，肝气郁结，疏泄失常，气血不和，冲任不资，两精不遇；或素体肥胖，恣食厚味，脾失健运，痰湿内生，气机不畅；或先天肾气不充或房事不节，经血耗伤，血不摄精，两精不合等均可造成不孕。

一、调经治肝以柔润为贵

肝所藏之血盈余部分，注入经脉，聚于胞宫，而为月经。肝血之贮藏及运行，又依赖于气之疏泄，肝之疏畅，气血调和，血脉循环无端而经候有常。肝与冲任二脉关系密切，与月经的产生及调节亦有密切关系。冲任二脉与肝脉相会，冲任起于胞宫，肝脉绕阴器，冲脉隶于阳明，附于肝。因此，调经先治肝。月经病从肝论治其特点是以柔养肝体为主，肝血得充，以柔克刚，则横逆上冲之气自敛。古人云："治经肝为先，疏肝经自调"。如情志抑郁，肝气不舒，致经来断续，或前后无定期。临床上应以柔肝养肝为主，少佐理气之药，使肝体得养，疏其条达之情，助其生发之机。家父总结有调肝十法。

疏肝解郁法：因精神抑郁，肝失疏泄，引起气机不畅，升降出入失常，以致肝郁气滞，血行不畅，脉络受阻，表现为胸闷、胸痛、精神抑郁、善太息、月经后期、闭经、绝经前后诸症、不孕、乳汁不通等，治宜疏肝解郁，养血调经法。方用柴胡疏肝散加减，药物：柴胡、陈皮、芍药、川芎、香附、枳壳、甘草等。如经前乳房胀痛，加郁金等疏肝解郁；经前少腹胀痛，加丹参、鸡血藤、益母草等理气调经；缺乳较甚，加青皮、穿山甲、王不留行、路路通等通络下乳药。

清肝降火法：如肝气郁结，久而化火，形成肝火上炎，可影响肝的藏血功能。肝火上炎，暴怒伤肝，怒则气逆，血随气上，热伤冲任，导致热迫血行，表现为烦躁易怒、面红目赤、口苦咽干、胁肋及乳房胀痛、月经先期、量多、崩漏、经行吐衄、漏胎、胎动不安、先兆流产、产后乳汁自出等，舌红，苔黄，脉弦滑，治宜疏肝清热或清肝泄火法。方用丹栀逍遥散加减，药物：柴胡、当归、芍药、白术、茯苓、甘草、丹皮、炒栀子、生姜、薄荷等。如气虚，去姜、荷，加地榆炭、仙鹤草、旱莲草等清热凉血；漏胎则不宜用逍遥散之类，为阴虚少生内热，治宜养阴柔肝，滋阴清热为主，如保阴煎加减。

疏肝养肝法：肝性喜条达，又主藏血，为将军之官，其志为怒，故肝脏与妇科疾患有较为密切的关系。肝藏血功能减退，失于条达，致冲任实热，经血妄行；肝气郁滞，致气机不畅，精神抑郁；气郁化火，致虚风内动，治宜疏肝养肝法，调其气而滋养其阴。方用二至丸加味，药物：女贞子、旱莲草等。

滋养肝血法：主要为肝气抑郁之症，每多化火而形成肝阳上亢。阳亢过久，致阴血不足。肝血不足，影响冲任虚损，血海空虚，致肝阴亏损，精血不能互化，表现为经前头痛、月经过少、闭经、不孕、妊娠眩晕等，舌淡，脉细，治宜养血补肝法。方用调肝汤《傅青主女科》加减，药物：山药、当归、芍药、山萸肉、巴戟天、阿胶、甘草等。

养肝息风法：肝体阴而用阳，阴血充足才能养血柔肝，肝经病变，互相影响，颇为复杂。阴血不足，又容易引动肝风。所以在临床治疗肝病时，必须权衡轻重。如肝阴不足，肝阳上亢则表现为头痛、不寐、妊娠痫证、逆经等，治宜平肝息风，育阴潜阳法。方用天麻钩藤饮加减，药物：天麻、钩藤、生石决、炒栀子、黄芩、川牛膝、杜仲、益母草、桑寄生、夜交藤、朱茯神等。

疏肝祛湿法：肝郁则疏泄功能失职，影响脾胃运化功能。肝郁脾虚，其湿下注冲任，则出现少食、纳呆、带下病、阴痒等，治宜疏肝理气，健脾燥湿法。方用完带汤加减，药物：柴胡、陈皮、白芍、炒荆芥、西党参、甘草、炒白术、苍术、山药、车前子等。

疏肝理脾法：肝郁气盛者，容易肝气横逆犯胃，木盛则克土，表现为胁肋胀痛、时欲叹息、纳差腹胀、泄泻等，舌淡红，苔薄白，脉弦。根据"见肝之病，知肝传脾，当先实脾"，故治宜疏肝补脾法。方用逍遥散加减，药物：柴胡、当归、芍药、白术、茯苓、甘草、生姜、薄荷等。

抑肝和胃法：脾胃互为表里，肝气失调而犯脾胃，致胃失和降。叶天士曰："肝性升散，不宜郁遏，遏则经气逆，逆则为嗳，为胀，为呕吐……皆肝气横决也。"若肝气抑郁，横逆犯胃，表现为反酸、嗳气、呕吐苦水、妊娠剧呕等，治宜抑肝和胃，降逆止呕法。方选左金丸加味，药物：黄连、吴茱萸等；或苏叶黄连汤加味，药用苏叶、黄连等。

滋肾养肝法：傅青主曰："先期而来多者，水足而火有余也"，"先期而来少者，火有余而水不足也"。阴虚不能涵养肝木，肝阳上亢，肝风内动而发作先兆子痫等。表现为头昏、目眩、耳鸣、耳聋、腰膝酸软、月经先期、崩漏、胎漏等，治宜滋肾养肝法。方选一贯煎加减，药物：北沙参、麦冬、当归、生地、枸杞子、川楝子等。

滋肾抑肝法：肾虚不能养肝，以致阴虚火旺，致肝风内动者，表现为月经过多、崩漏等，伴头目眩晕，目胀耳鸣，脑部热痛等，治宜镇肝息风，滋阴潜阳法。方选镇肝熄风汤加减，药物：牛膝、代赭石、龙骨、牡蛎、龟板、白芍、天冬、玄参、川楝子、麦芽、茵陈、甘草等。

家父告之，妇女之身有余于气，不足于血，肝为藏血之脏，血伤则肝常先受累。尤其在经行、孕后，阴血下注，肝阴不足，肝阳偏盛，诸症滋生。再加上女子之身，阴性凝结，常有不得隐曲，易于怫郁，郁结难解，气机不利，气病则诸病又起。

另经前、经期腹痛多以实证论治；经后腹痛，乃因肝血虚致肝木之气逆，而克脾土，土木相争，则拘急疼痛。

二、调经治脾以健脾益气为主

妇女由于经、孕、产、乳都以血为用，又屡耗血伤血，致机体常处于血不足的状态，故妇人以血病者多。《女科要旨》曰："虽曰心生血，肝藏血，冲任督三脉俱为血海，为月信之原，而其统主则惟脾胃，脾胃和则血自生，谓血生于水谷之精气也……"说明脾胃是经、孕、产、乳之本。因此，健脾和胃，培补后天，滋养先天以供养身心，借以繁衍后代。

脾为后天之本，气血生化之源，是气机升降之枢纽，有主运化和统血的功能。脾气健则血有所统，血循于脉内，而不致外溢。若脾之运化失职，统摄无权，则诸病由生。脾失运化表现在两方面：一者运化水谷精微奉心化赤为血，一者运化水湿。月经的物质是血，经血源源而来者生化于脾。血的运行，虽为心所主，更赖脾之统摄，故脾运化与统血功能与月经病关系密切。家父总结出妇科常用治脾六法。

健脾养胃法：若脾胃虚弱，运化功能失常，不能化赤为血者，则见月经量少、经行后期、经闭、乳汁不足等证，治宜健脾和胃，降逆止呕法。方用六君子汤加减，药物：半夏、陈皮、茯苓、西党参、白术、甘草等；若胃气上逆表现为恶阻等，治宜和胃降逆法。偏寒用丁香柿蒂散加减，偏热用橘皮竹茹汤加减；若胃阴不足表现为月经先期、月经过多、崩漏等，治宜清热养阴法。方用沙参麦冬汤加减。

补脾益气法：家父认为，妇女行经前二三日，阴道先泄水而后经潮者，乃素体脾虚，或饮食劳倦，损伤脾气，中州失运，脾虚湿聚所致。脾统血而制湿，经水收动，脾血即下注血海，此时脾气益虚，难以制湿，故经未行而先泄水。故治疗当先补脾气。因脾主中气，其气主升，如中气不足，气虚下陷，则见子宫脱垂、阴挺下脱等，治宜升阳益气，健脾补中法。方用补中益气汤加减，药物：黄芪、陈皮、白术、当归、西党参、升麻、柴胡、甘草等。

健脾摄血法：脾虚中气不足，血失统摄，则见月经过多、崩中下血、恶露不绝等证，治宜补脾摄血，引血归经法。方用归脾汤加减，药物：西党参、白术、茯苓、甘草、当归、黄芪、酸枣仁、远志、龙眼肉、木香等。如脾虚不能摄血，失血较多，加赤石脂、禹余粮、补骨脂等。临床常加大西党参、白术、黄芪等健脾补气药用量及用熟地、山萸肉、当归、阿胶等滋阴养血药，使所亏之阴血得以补养，而所补之气有所依附。

健脾化湿法：若脾虚不能运化水湿，湿浊流注下焦致带下，表现为经行浮肿、妊娠肿胀等证，治宜温中健脾，祛湿利水法。方用参苓白术散加减，药物：莲子、苡仁、砂仁、桔梗、扁豆、茯苓、人参、甘草、白术、山药等；若湿热下注表现为阴痒、带下病等，治宜清利湿热法。方用龙胆泻肝汤加减；若湿热蕴毒表现为急、慢性盆腔炎等，治宜清热解毒法。方用五味消毒饮加减。

温补脾阳法：脾主运化而升清阳，若濒临经行或正值经期，肆饮生冷，冒雨受寒，涉水游泳，寒湿客于胞宫，血为寒湿所凝，致脾虚有寒，表现为月经先后无定期、闭经、崩漏等，治宜温补脾阳法。方用理中丸加减，药物：人参、干姜、甘草、白术等。如寒甚，加重温脾阳药，灶心土等。

补脾固肾法：崩漏疾患，多为脾肾亏虚所致。因脾为生化之源而统血，肾藏精血主任脉，患者因大量失血，损伤脾气，不仅生化之源不足，而且统摄无权，经本于肾，精血同源，失血后肾精耗损，失于固藏，故治宜补脾固肾为法。方用固本止崩汤加减，药物：熟地、白术、黄芪、黑姜、人参等。如妊娠肿胀以全生白术散加黑豆衣、故脂、桂枝等；经行泄泻，治宜温肾暖脾止泻法。方用四神丸与健固汤《傅青主女科》加减。

家父指出，从病邪来说，虽是湿、痰为患，而其成因，脾虚是其根本。脾虚失运，湿浊下注，或聚湿成痰，秽浊下流，或脾气久虚，脾虚及肾，下元不固，遂致带下，或因脾虚湿热下注使然，但总不离乎其湿与痰。因此治脾时，还要加用健脾渗湿之药。因治脾胃病的药物多为滋腻、辛燥、苦寒、克伐之品，临床尤宜注意，中病即止，切勿过量。

三、调经治肾以滋阴清热为法

肾主藏精，主骨生髓，为生殖之本。包括肾阴与肾阳，由肾阳蒸化肾阴而产生肾气，对妇女的生长、发育、生殖产生重要影响。肾气之盛衰是决定女性生殖功能之盛衰的关键。肾气盛则天癸至，天癸乃生育繁殖的物质基础；肾气衰则天癸竭，女子闭经，形体衰惫，便丧失了生育能力。肾中精气，只宜固秘，最忌耗泄，一旦耗泄太过，或未能及时化生补充，均可导致肾中精气不足而发生疾病。妇女多耗血伤精，更是如此。家父总结出妇科常用补肾五法。

补益肾气法：肾为先天之本，受五脏六腑之精以藏之，女子二七，肾气达到充实的水平，促使天癸物质的出现，导致冲脉盛满，任脉流通，月事以时下，故肾为天癸、冲任之根，形成月经之本源。因此必须先有肾气充盛，才能天癸至，然后才有生育能力。因"胞脉者，系于肾。"若先天肾气不足，或多产房劳伤肾，可导致冲任不固，失去封藏固摄之权，临床上可出现崩漏、胎漏、胎动不安、滑胎、堕胎、小产、阴挺、下脱等疾患，治宜固摄肾气法。方用肾气丸加减，药物：熟地、山萸肉、山药、泽泻、丹皮、茯苓、桂枝、附子等。

滋养肾阴法：肾阴虚主要是指肾精不足。肾阴亏损，形体脏腑失其滋养，则精血骨髓等日益不足；命门之火失其制约，亦常因之上亢为害。肾阴亏损，精血不足，则胞脉失养，舌红、少苔、脉细数，临床可致月经过少、后期、闭经、不孕等；肾水不足则水不济火，以致心火偏亢，可出现妊娠心烦、绝经前后诸症等；水不涵木，则肝阳上亢，可致妊娠心烦、妊娠眩晕等；虚火上炎，火盛刑金，则可见经行鼻衄、子嗽等；阴虚内热，热伏冲任，则迫血妄行，可出现月经先期、崩中、漏下、胎漏、绝经前后诸症等，治宜滋养阴液法。方用左归丸加减，药物：熟地、山萸肉、山药、枸杞子、菟丝子、鹿角胶、龟板胶、牛膝等。

温补肾阳法：肾阳为一身阳气之根本，有温煦形体，蒸化水液，促进生殖发育等功能。因寒性收引，凝敛主痛。不管内寒、外寒，客于胞宫，袭于冲任，均可导致妇产科疾病的发生。寒为阴邪，易伤阳气，故寒邪为病，多表现有阳气不振的现象。若肾阳不足，则寒自内生，气化无权，则上不能温煦脾阳，脾阳失运，而致带下、经行泄泻等；下则不能温养胞脉，而致月经量少、宫寒不孕、痛经、带下等，治宜温补肾阳法。方用右归丸加减，药物：熟地、山萸肉、山药、枸杞子、菟丝子、鹿角胶、当归、杜仲、肉桂、制附子等。

滋补肝肾法：肝气条达，则血海安宁；经脉流畅，则月事按时而下。肾精乃一身阴液之根本，有滋润形体脏腑，充养脑髓骨骼，以维持正常的生长发育与生殖功能活动。在病理上，肝肾功能失调和不足，均可引起经孕异常。表现为月经先期、崩漏等，治宜滋阴潜阳法。方用六味地黄丸加减，药物：熟地、山萸肉、山药、泽泻、丹皮、茯苓等。

温肾暖脾法：习惯性流产，多因先天之肾气不足及后天之生化失职所致。因胎儿赖母血以养，脾胃强健，精充血足则能养胎；肾为元气之本，主系胞胎。脾肾得固，则胞有所养，胎有所载，自无胎动小产之疾，治宜温补脾肾法。方用安奠二天汤加减，药物：人参、熟地、山萸肉、白术、山药、炙甘草、杜仲、枸杞子、炒扁豆等。

家父认为，肾脏水火之变动，影响其他脏腑，也可导致月经疾病，如心肾不交，实由水亏无制心火，热迫血妄行，致月经先期或月经过多；若肾气不足或命门火衰致月经不调，除温养肾气外，另配合补肝健脾之法。因精化血，精血同源，血为气之母，气为血之帅，经、孕、产、乳均以经血为用，都必须依靠精血。因此，大辛大热药如桂、附之类及大苦大寒药化燥去湿，伤阴损血，所以应慎用。

第四节 不孕症诊治经验

育龄女子婚后夫妇同居二年以上，配偶生殖功能正常，未采取避孕措施而不受孕者，称为"原发性不孕症"；或曾怀孕或流产过，未避孕经过二年以上未再受孕者，称为"继发性不孕症"。

一、对受孕生理的论述

夫妇为人类之造端，而妇人又负有孕育之大任。男女媾精，万物化生，精卵相搏，胎孕乃成。中医学认为月经正常才能有孕，这是最基本条件。若月经调顺，身体健康，冲任通盛，阴阳调和则有子矣，故《内经》云："月事以时下，故有子"。

肾为先天之本，藏真阴而寓真阳，主生殖。然肝主疏泄，藏血，冲脉附于肝，与妇女月经关系密切，故王孟英谓其为"女子之先天"。《内经》云："冲为血海，任主胞胎。"若肝血旺盛，肾气充实，任脉通畅，冲脉充盈，月事才得以如期来潮，血精交媾，从而可以孕育。

二、对女子不孕病因病机的探讨

不孕原因复杂，应明确病因，辨证论治，有针对性地进行药物和心理上的治疗。《诸病源候论》提出不孕多因月经不调。《女科要旨》亦云："妇人无子，皆因经水不调。经水所以不调者，皆由内有七情之伤，外有六淫之感，或气血偏盛，阴阳相乘所致。种子之法，即在于调经之中。"

妇人以血为本，以血为用，经水为血所化，而血的生成、统摄与运行，有赖于气的生化与调节，气血失调是妇科病常见的发病机制，也是引起不孕症的主要原因。外感、内伤均能引起月经不调，或前或后，量或多或少，崩漏，闭经等症，均可影响月经正常的生理周期，致不易受孕。

其中血虚、血瘀乃是女子不孕的两大重要病理环节。血虚者，多由于先天禀赋不足，后天化源亏虚或各种急慢性失血疾病，导致血海不盈，冲任不充，胞宫失养，而发生不孕。血瘀者，多由于气机不畅或寒凝血滞，瘀阻胞宫，两精不能相合而致不孕。

家父认为，治疗首重调经，调经是孕育的先决条件，种子必先调经。朱丹溪云："求子之道，莫如调经。"明代医家万全在《万氏妇人科》中亦指出："女子无子，多因经候不调，药饵之辅，尤不可缓。若不调其经候而与之治，徒用力于无用之地，此调经为女子种子紧要也。"

三、不孕症的辨证论治

肾为精血之本，脾为精血之源，肝为精血之用。家父认为，不孕症以肾虚者较多，故调经种子不可离乎肾。阴损可以及阳，阳损可以及阴。气病可以及血，血病亦可及气，故对于虚证患者，往往须阴阳气血俱补，但处方用药应按不同体质而有所侧重。

（一）肾虚不孕

因天癸出于肾，是促进人体生长、发育和生殖的物质，"天癸至"则"月事以时下";"天癸竭"则"地道不通"。患者多因先天禀赋素虚，肾气不足，冲任失调，或后天房事不节，久病重病，劳伤肾气，肾气虚弱，命门火衰，不能温煦冲任，胞宫因之不能摄精成孕。如《圣济总录》云："妇人所以无子者，冲任不足，肾气虚寒也……肾气虚寒，不能系胞，故令无子。"肾气虚衰日久致肾阳亏虚，阳虚及阴，致肾阴亦亏，冲任亏虚，不能摄精成孕。

1. **肾阳虚** 证见月经后期，量少甚或闭经，经色淡红，面色晦黯，腰痛如折，小腹冷甚，四肢不温，怕冷，性欲淡漠，小便清长，大便不实，舌质淡胖嫩，苔白，脉沉迟。治宜养血暖宫，温肾壮阳法。方用右归丸加减。

2. **肾阴虚** 证见月经常提前，量少，色淡红，无血块，形体消瘦，手足心热，头晕耳鸣，腰酸腿软，盗汗，口干，舌质红，少苔，脉沉细数。治宜滋肾养阴，调补冲任法。方用左归丸加减。

（二）肝气郁结不孕

患者多因久不怀孕，盼子心切，心情抑郁，致肝气不舒，气机不畅，气血阻滞，难以受孕。家父常说，女子以血为本，而肝藏血，司冲任之调理，叶天士在《临证指南医案》中认为"女子以肝为先天"，若肝气调达，气血充足，冲任调畅，则经调孕成。

证见月经先后不定，经来腹痛，行而不畅，量少色黯，有小血块，经前乳房胀痛，胸胁不舒，精神抑郁，情绪不宁，烦躁易怒，舌黯红，苔薄白，脉弦。治宜疏肝解郁，行气活血法。方用家父自拟调经系列汤。

家父强调，女性性情易于抑郁不舒，因肝体阴而用阳，肝郁日久化热伤阴，肝阴不足则肝血亏虚，肝气失疏，月事失调难孕。临床用滋肝体以复肝用，柔肝而能达到疏肝养血之功效。

（三）气血虚弱不孕

妇女以血为主，经、孕、产、乳都以血为用。气血虚弱，则冲任失养，以致月经不调，不能摄精成孕。"任脉通，太冲脉盛，月事以时下"是冲任二脉在天癸作用下，精血充盛，互相滋助，使血海充足，满而自溢，则月经按时来潮。

证见月经后期，甚至闭经，量少，色黯，质清稀，面色苍白或萎黄，头晕眼花，视物不清，心悸少寐，气短懒言，四肢乏力，纳少便溏，舌质淡，苔薄白，脉细弱或细缓无力。治宜益气养血，补血调经法。方用八珍汤加减。

家父认为，此证多因先天不足，后天失养，或久病劳伤所致。

（四）气滞血瘀不孕

此证多因小产、人流、附件炎、卫生不洁等所致，由气机升降失常，气机不利，血滞成瘀，阻于脉道而成。

证见月经失调，闭经，痛经，经期延长，经色紫黯，有较多瘀血块，口干不欲饮，两侧少腹部疼痛拒按，遇经行或劳累后加重，舌黯红，边有瘀点，苔薄，脉象沉弦或沉涩。

（五）痰湿内阻不孕

此证多见形体肥胖，面色苍白，头晕心悸，胸闷泛恶，婚后久不受孕，经行不畅，经期延后，甚至闭经等，带下量多，色白，质黏稠，无异味，舌淡嫩，苔白腻，脉沉滑。

家父认为，痰湿阻滞，阳虚失运致水谷不化生精血所致。《冯氏锦囊秘录》云："凡肥盛妇人禀受甚厚恣于酒食不能成胎，谓之躯脂满溢闭塞子宫，宜燥湿痰"，故治宜健脾养血，燥湿化痰，苍附导痰丸加减。

家父常曰：不孕症经久不愈，必然有"痰"、"瘀"的存在，且常"因痰致瘀，因瘀致虚"互为因果，成为不孕症难以治愈的两大原因。以"痰"、"瘀"为本，"痛"为标，"痰甚瘀重"、"瘀甚痰重"作为基本病机。若在炎症急性感染期，湿热邪毒炽盛，当用大剂清热利湿解毒之品祛邪外出为先。

四、典型病案分析

中医认为，女子不孕的主要机制为肾和冲任胞宫的功能障碍。天癸是促成月经产生的重要物质，在月经产生的生理活动中始终对冲任、胞宫起主要作用。治疗本病须以调经为先，其治法当分虚实，虚者宜温肾填精，实者宜疏肝解郁，行气活血，化痰除湿等。

（一）求子之道，莫如调经

求嗣必先调经，经调种子自成。不孕症的治疗应着重调经，调经之要，贵在治本，溯本穷源。首先应纠正紊乱的月经，再建立正常月经周期是治疗不孕症的重要一环。经前调经，以通畅气机，行气开郁，因势利导，使经行通畅；经后养血，宜补气血，滋养肝肾，使新血速生，冲任调养，机体功能恢复正常；平时应健脾胃、益肝肾，健脾在于益血之源，补肾乃是固本之根。

1. 疏肝解郁，活血化瘀

案

冯某，女，34岁，已婚。

初诊：2006年6月12日。结婚12年未孕。患者初潮14岁，月经周期尚准，经期6～7天。经前二天乳房胀痛，小腹部坠胀疼痛，有少许血块，经后带下量多，色白，质黏稠，伴阴痒，夜寐欠佳，纳可，二便调，舌黯红，苔薄，脉沉涩，68次/分。末次月经2006年5月18日。证属肝郁气滞，瘀血内阻。拟疏肝解郁，化瘀活血法，疏肝养血汤加味。生地15g、当归10g、炒白芍15g、川芎6g、柴胡10g、郁金10g、香附10g、丹参15g、青皮10g、泽兰

10g、茺蔚子 10g、生蒲黄 10g、炒五灵脂 10g，7 剂。

二诊：2006 年 6 月 19 日。月经今日按期而至，量中，色黯红，乳房及小腹部无疼痛，仍睡眠欠佳，易惊醒，纳可，二便调，舌淡红，苔薄白，脉沉弱，62 次/分。予养血调经汤加味。熟地 10g、当归 10g、炒白芍 15g、川芎 6g、柴胡 10g、香附 10g、丹参 15g、益母草 15g、酸枣仁 10g、炙远志 15g、合欢皮 15g、夜交藤 15g，14 剂。

三诊：2006 年 7 月 4 日。月经已干净，白带量不多，色白，质稀，睡眠可，纳增，二便调，舌淡红，苔薄白，脉沉细，60 次/分。予调经种子汤加味。柴胡 10g、香附 10g、丹参 15g、当归 10g、炒白芍 10g、黄芪 30g、西党参 15g、艾叶 6g、乌药 10g、紫石英 30g、杜仲 10g、续断 10g、淫羊藿 10g，14 剂。

四诊：2006 年 7 月 26 日。诉月经推迟 7 天未至，查尿妊娠试验阳性。

按语：女子以血为本，以气为用，气为血帅，气行则血行，气滞则血凝，故家父认为调经需理气，气以通为顺，血以调为和。若妇女情志不舒，肝气郁结，疏泄失常，气滞血凝，冲任不能相资，就会发生月经不调、不孕等病变。患者属久未怀孕，肝失条达，故行经乳房胀痛；肝气郁滞，血脉郁阻，故经行有块，小腹疼痛；肝郁乘脾，影响脾之运化，则生湿化热，故带下量多，色白质黏。

初诊予疏肝养血汤加青皮入肝，以增强香附行气散结之效；生蒲黄、炒五灵脂活血化瘀止痛。全方共行疏肝解郁，活血化瘀之功。二诊时月经已至，乳房及小腹部无胀痛，睡眠欠佳，故予养血调经汤加酸枣仁、炙远志、合欢皮、夜交藤养血宁心安神。三诊时月经干净，予调经种子汤加杜仲、续断、淫羊藿补肾以促卵泡发育。诸药配伍，随证加减，阴阳调和，故而成孕。

2. 疏肝泻火，调和冲任

案一

李某，女，29 岁，已婚。

初诊：1966 年 7 月 8 日。患者婚后 5 年余未孕，先患月经愆期，近半年来月经先期而至，或一月再现，色紫红，量多，质黏有块，伴心烦，口干，小便短黄，大便干结，末次月经 1966 年 6 月 20 日，舌质红，苔黄，脉象数而有力，82 次/分。证属素体阳热亢盛，不得发越，热郁于内，迫血妄行。拟清热凉血法，先期汤加减。生地 10g、赤芍 10g、当归 6g、川芎 6g、黄柏 6g、黄芩 6g、黄连 5g、香附 10g、丹皮 6g、炒栀子 6g、益母草 15g，5 剂。

二诊：1966 年 7 月 14 日。服上药后，月经提前 6 天而至，色红，量中等，质黏稠，无血块，觉腰部酸胀，白带稍多，质稀，色偏黄，无阴痒，舌淡红，苔薄黄，脉弦，80 次/分。予养血调经汤加味。熟地 10g、当归 10g、炒白芍 15g、川芎 6g、柴胡 10g、香附 10g、丹参 15g、益母草 15g、续断 10g、乌贼骨 15g，7 剂。

三诊：1966 年 8 月 26 日。服上药后停经 40 余天未潮，自觉头昏心慌，精神疲倦，饮食不甘，呕吐，舌淡红，无苔，脉象缓滑，76 次/分。查尿妊娠试验阳性，拟五味异功散 10 剂以安胎。

按语：患者情绪抑郁，郁怒伤肝，木火妄动，久则肝郁化火，火热内蕴，下扰血海，迫血下行，致使月经先期而潮。家父认为，月经提前半月来潮，量多，色紫红，质黏有块，属于实热，迫血妄行；冲任有热，可以影响心肝两经，故见心烦，口干；热伤津液，则小便短黄，大便干结；舌质红，苔黄，脉数有力为血热之征。故治以疏肝解郁，凉血清热法，用先期汤加减。

初诊方中生地功专清热凉血，滋阴降火，为营血分之要药；白芍易赤芍，配丹皮凉营滋阴以清虚浮之瘀热；当归味甘微辛，气香液浓，为生血活血之主药，加之又能宣通气分，使气血各有所归，为妇女调经、胎前产后之要药；川芎为血中之气药，辛香行血调经；黄柏、黄芩、黄连清三焦之热以泄火；香附为气中之血药，助当归、川芎以利气调经；炒栀子解郁散热；益母草既能化瘀，又有止血之功。全方共行清肝解郁，凉血调经之功。二诊时因腰胀，予养血调经汤加续断，因其苦微温，既能补肾，又为治崩漏、带下之要药；带下多加乌贼骨，因其味咸性温，功专固摄止带，收敛止血。因血热得清，则血海安宁而经不妄行，故能摄精受孕。

案二

何某，女，32 岁，已婚。

初诊：2009 年 2 月 5 日。婚后 6 年余未孕。月经先期 2 年，1 个月 2 次。经期小腹疼痛，量中，色紫红，质稠，有少量血块，经前乳房胀痛，行经后而渐减轻，末次月经 2009 年 1 月 15 日。白带量多，色黄，有腥味，无阴痒，伴头痛，心情烦躁易怒，面红口干，小便黄，大便干结，2～3 日一行，舌质红，苔薄黄，脉弦数，88 次/分。证属肝郁化热，冲任不调。拟疏肝清热，解郁调经法，丹栀逍遥散加减。生地 10g、当归 10g、炒白芍 15g、川芎 6g、丹皮 6g、炒栀子 6g、柴胡 10g、郁金 10g、香附 15g、丹参 15g、天花粉 10g、麻仁 10g、益母草 15g、乌贼骨 15g，10 剂。

二诊：2009 年 2 月 14 日。月经今日来潮，量少，色红，质较黏稠，夹杂少量血块，小腹及乳房胀痛好转。白带量中，色白，无腥味及阴痒，伴头痛，烦躁易怒，面红口干减轻，觉腰部酸胀，二便调，舌淡红，苔薄白，脉弦，76 次/分。予养血调经汤加味。熟地 10g、当归 10g、炒白芍 15g、川芎 6g、柴胡 10g、香附 10g、丹参 15g、杜仲 10g、续断 10g、故脂 10g、益母草 15g、5 剂。

三诊：2009 年 2 月 20 日。诉小腹及腰部无疼痛，乳房胀痛消失，无头痛，口干，面红及烦躁易怒明显好转，二便调，舌淡红，苔薄白，脉弦，72 次/分。予调经种子汤加味。柴胡 10g、香附 10g、丹参 15g、当归 10g、炒白芍 10g、黄芪 30g、西党参 15g、艾叶 6g、乌药 10g、枸杞子 10g、续断 10g、鸡血藤 30g、紫石英 30g，5 剂。

四诊：2009 年 4 月 20 日。月经延期 2 个月未至。一般情况可，仅纳差、反胃、恶心，未呕吐，舌淡红，苔薄白，脉滑，76 次/分。B 超检查：子宫体增大，内有胎囊和胚芽组织，有胎心搏动。结论：早孕活胎。

按语：患者素性忧郁或七情所伤，经前乳房及小腹胀痛，伴头痛，面红口干，烦躁易怒，大便干结，家父分析为肝郁化热，迫血妄行所致。

初诊方中生地清热凉血；当归性温，归心、肝、脾三经，具有补血和血、调经止痛、润肠通便之功效；重用白芍平肝，合川芎养血活血；丹皮、炒栀子、柴胡疏肝解郁散热；郁金行气解郁，活血祛瘀；香附理气中之血入肝经；丹参活血通经，凉血除烦，为心肝二经之要药；天花粉生津润燥；麻仁润肠通便；益母草养血调经而不滞；乌贼骨收摄止带。全方共行疏肝清热，调经种子之功。二诊时，因肝气疏畅，热清血宁，月经如期而至。腰部酸胀，为久损伤肾，肾精不充外府之症，予养血调经汤加杜仲、续断、故脂补肾益精。三诊时，无其他明显不适，予调经种子汤加枸杞子甘平，调养肝肾达到养中有疏，补中有化，标本兼顾；续断合炒白芍皆入肝经，行中有止，止中有行，可使血热清而不凝，血行缓而不滞；鸡血藤甘平微温，滋补肝肾，既能行血，又能补血，共使经调孕成。

3. 疏肝清热，化瘀止血

案

沈某，女，36 岁，已婚。

初诊：2001 年 2 月 6 日。婚后 14 年余未孕。月经量多，持续 10 余天，日久不断，色紫红，夹有瘀块，小腹疼痛拒按，血块排出后疼痛减轻，末次月经 2001 年 1 月 20 日。白带量中，色黄，无腥味及阴痒，伴情绪烦躁，舌紫黯，苔薄黄，脉沉涩，68 次/分。证属肝郁血热，瘀血内阻。拟疏肝清热，化瘀止血法。生地 10g、当归 10g、炒白芍 15g、川芎 6g、生蒲黄 10g、五灵脂 10g、蒲黄炒阿胶 15g、紫金牛 30g、大蓟 10g、小蓟 10g、益母草 10g，7 剂。

二诊：2001 年 2 月 13 日。服药 5 天后月经干净，白带量中，色白，无阴痒等，伴头昏，四肢乏力，腰部酸胀，舌淡红，苔薄白，脉沉细无力，66 次/分。予调经种子汤加味。柴胡 10g、香附 10g、丹参 15g、当归 10g、炒白芍 10g、黄芪 30g、西党参 15g、艾叶 6g、乌药 10g、白术 10g、山萸肉 10g、紫石英 30g，7 剂。

三诊：2001 年 2 月 21 日。诉头昏、四肢乏力减轻，腰部酸胀好转，纳可，舌脉同上。予补肾促孕汤加味。熟地 15g、山萸肉 10g、光山 10g、黄芪 15g、制首乌 10g、续断 10g、淡大云 15g、覆盆子 15g、巴戟天 15g、菟丝子 10g、女贞子 10g、旱莲草 10g、紫石英 30g，10 剂。

四诊：2001 年 3 月 21 日。停经 2 个月，B 超证实已孕。

按语：患者因情绪不舒，致肝郁化热，热迫血行，则月经量多，经色紫红；肝郁气滞，滞则血行不畅，气机不利，瘀血内停，经脉受阻，故小腹疼痛拒按，血块排出则瘀滞稍通，疼痛减轻。家父告诫，因出血日久，根据"急则治其标，缓则治其本"的原则，以摄血止血为主，目的在于减少血量，防止失血伤阴。

初诊用四物汤养血活血行滞；生蒲黄、五灵脂化瘀止血；用蒲黄炒阿胶血肉有情之品以养血止崩；紫金牛、大蓟、小蓟凉血止血；益母草活血化瘀。二诊时出血止，气血亏虚，予调经种子汤加白术补养气血，益气统摄，使气血充足；山萸肉可养阴敛阴止血，标本同治。三诊时因出血日久，阴血亏损，故予补肾促孕汤加女贞子、旱莲草以滋阴补肾养血；紫石英温暖胞宫血海，使肾气得充，肝肾得补，则胎孕乃成。

4. 疏肝养肝，益气活血

案

李某，女，32 岁，已婚。

初诊：2012 年 5 月 7 日。婚后 8 年余未孕。月经后期 9 年余，一般为 40～50 天一行，经期 4～5 天，量少，色黯，有少量瘀血块，经行小腹疼痛较甚，伴恶心呕吐，平时小腹及乳房隐隐胀痛。白带量中，色白，质清稀，性情抑郁，不善言语，末次月经 2012 年 4 月 2 日，舌淡红，苔薄白，脉细弦，78 次/分。妇科检查示：子宫后位，正常大小，两侧附件正常。证属肝气郁滞，气血亏虚。拟疏肝养肝，益气补血法，疏肝养血汤加味。生地 10g、当归 10g、炒白芍 15g、川芎 6g、柴胡 10g、香附 10g、郁金 10g、泽兰 10g、丹参 15g、玄胡 10g、川楝子 10g、乌药 10g、茺蔚子 15g，7 剂。

二诊：2012 年 5 月 14 日。月经昨日已至，量中，色淡红，有少许血块，小腹痛及乳胀减轻，可以忍受，舌淡红，苔薄白，脉沉细，68 次/分。予养血调经汤加味。熟地 10g、当归 10g、炒白芍 15g、川芎 6g、柴胡 10g、香附

10g、丹参 15g、郁金 10g、陈皮 10g、泽兰 10g、艾叶 10g、益母草 15g，7 剂。

三诊：2012 年 5 月 21 日。月经 5 天干净，小腹部及乳房无疼痛，白带正常，自觉头昏，神疲乏力，面色不华，纳少便溏，舌淡红，苔薄白，脉细弱，62 次/分。予调经种子汤加味。柴胡 10g、香附 10g、丹参 15g、当归 10g、炒白芍 10g、黄芪 40g、西党参 15g、艾叶 6g、乌药 10g、白术 10g、茯苓 15g、炙甘草 10g、炒扁豆 15g、紫石英 30g，15 剂。

四诊：2012 年 6 月 29 日。其丈夫来院喜报，诉停药后，此次月经 48 天未至，在家查尿妊娠试验阳性。

按语：经者血也，血与气配，血随气行，气顺则经血运行正常，所以调经必先养血，必先调气。女子乃阴柔之体，以血为本，其情多郁，若肝失条达，血海不能如期满溢，因而月经延后，乳房及小腹胀痛，故治当滋养肝体，条达肝气为首务。家父常说，肝气条达则气血流畅，月经亦按期而至，所以应以调经为先，经调才能种子。患者平素情志不遂，忧郁不解，肝气郁滞，气血失调，以致肝失条达，疏泄失常，故经前乳胀，经行腹胀交替发作，不能孕育，应以疏肝解郁，理气和血，养血调经等方药治之。

初诊用疏肝养血汤加玄胡理气活血，化瘀止痛；川楝子清下焦郁热且有行肝气、止痛之功；乌药辛开温散，善于疏通气机，能顺气畅中，消胀止痛。全方使气血调和，任通冲盛，经候如常，共奏疏肝理气，活血化瘀，养血柔肝之功。二诊中月经已至，腹痛减轻，予养血调经汤加郁金、陈皮疏肝理气；泽兰活血化瘀；艾叶温经暖宫，散寒湿水气，使脉络得通，瘀滞得化，经畅痛消。三诊时气血虚弱，予调经种子汤加白术、茯苓、炙甘草、炒扁豆以健脾养胃；重用黄芪补气养血，共使标本兼治，血足气旺，胞脉通顺，疗效遂愿。

5. 活血化瘀，疏络通管

案一

刘某，女，38 岁，已婚。

初诊：2008 年 3 月 12 日。婚后 15 年余未孕。既往月经规律，经量较少，经行下腹坠痛。平素每于劳累或遇寒后双侧少腹牵拉痛，腰酸腿软，带下量多，色白质稀，夜尿 1～2 次，大便调，末次月经 2008 年 2 月 22 日。于 2008 年 1 月外院查子宫输卵管碘油造影提示：双侧输卵管纡曲上举，通而不畅。配偶精液常规正常。舌质黯红，苔薄白，脉细涩，68 次/分。证属瘀血阻滞，脉络闭塞。拟理气养血，化瘀软坚，疏通胞脉法，予通管汤。昆布 15g、海藻 15g、土茯苓 15g、三棱 15g、莪术 15g、乌贼骨 10g、乳香 10g、没药 10g、煅牡蛎 30g、玄参 15g、炙黄芪 30g、大贝母 10g、香附 15g、郁金 15g、小茴香 10g、漏芦 15g、穿山甲 5g、王不留行 15g，7 剂。

二诊：2008 年 3 月 21 日。月经今日来潮，量中，色红，有少量血块，小腹部胀痛，无腰痛，舌紫黯，苔薄黄，脉弦涩，70 次/分。予养血调经汤加味。熟地 15g、当归 10g、炒白芍 15g、川芎 6g、柴胡 10g、香附 10g、丹参 15g、生蒲黄 10g、炒五灵脂 10g、泽兰 10g、艾叶 6g、益母草 15g，5 剂。

三诊：2008 年 3 月 26 日。月经 5 天干净，现无明显不适，小腹部及腰部无胀痛，白带量中，色白，质稍黏，舌紫黯，苔薄白，脉涩，66 次/分。予初诊方续服 30 剂。

四诊：2008 年 6 月 5 日。诉月经已过期 8 天，基础体温高温相已持续 19 天，下腹隐隐坠胀，乳房胀痛，余无不适。查尿妊娠试验阳性，诊为妊娠。因患者身体较差，予以中药保胎治疗。后于 2009 年 3 月 2 日剖宫产一健康男婴。

按语：本病主要由于经期、产后或堕胎、小产后，血海空虚，正气不足，邪气乘虚而入，与胞脉气血相搏结，损伤冲任二脉，胞脉受阻，日久则气滞血瘀，瘀血阻滞冲任胞络，致两精不能相传，胞宫、胞脉瘀阻不能摄精成孕；另寒湿与湿热、湿毒之邪阻塞胞脉，导致输卵管堵塞，不能摄精着床而成不孕。因此，家父认为本病主要与中医的"瘀"邪有关，应以活血祛瘀、软坚通络法治之。

通管汤方中昆布、海藻软坚散结，消除肿块；土茯苓利湿除秽，疗恶疮痈肿；三棱、莪术有行气破血之功；乌贼骨除湿止带；乳香、没药活血散瘀，消肿止痛；煅牡蛎养阴固冲；玄参泻火解毒；炙黄芪补脾益气；大贝母清热散结；香附、郁金疏肝行气解郁；小茴香祛寒理气止痛；漏芦活络通经；穿山甲贯通经络，透达关窍；王不留行通经舒络而温散寒湿。全方共使活血化瘀，除湿通管，胞络疏通，则经调孕成。二诊时月经已至，遂用养血调经汤加生蒲黄、炒五灵脂化瘀止痛；泽兰、艾叶活血调经。三诊时月经干净，改用初诊方继续活血化瘀，疏通胞脉，消炎通管治疗，炎消管通，则胎孕可成。

案二

胡某，女，28 岁，已婚。

初诊：2005 年 4 月 8 日。诉结婚 4 年，自然流产 2 次后一直未孕。月经周期 28～30 天，经期 5～7 天，经前双乳及腰腹部胀痛，白带色黄，质黏稠，无异味，伴神疲乏力，心悸，气短，烦躁易怒。末次月经 2005 年 3 月 18 日，量多，色黯红，质稠，血块多，舌淡红，边有瘀点，苔薄白，脉涩，66 次/分。输卵管碘油造影提示：双侧输卵管远端伞部积水、不通。妇检示：两侧附件增厚，有条索状物，按之疼痛。做试管婴儿两次未成功，经介绍来家父处就诊。证属气血亏虚，瘀血阻络。拟补气活血，祛瘀通络法。处方：当归尾10g、赤芍10g、桃仁10g、红花10g、贝母10g、王不留行6g、路路通10g、穿山甲6g、虎杖30g、败酱草30g、黄芪30g、西党参15g，10剂。

二诊：2005年4月19日。复诊诉月经第2天，双乳及腰部胀痛好转，小腹部隐痛，余症状缓解，舌淡红，苔薄白，脉沉细，72次/分。予养血调经汤加味。熟地15g、当归10g、炒白芍15g、川芎6g、柴胡10g、香附10g、丹参15g、玄胡10g、川楝子10g、泽兰10g、艾叶6g、益母草15g，7剂。

三诊：2005年4月27日。诉无明显不适。妇检示：双侧附件正常，无条索状物，按之无疼痛。舌脉同上，予初诊方随症加减，每月复诊1次，共服药80剂。

四诊：2005年8月22日。复诊诉查尿妊娠试验阳性，诊断为早孕，后顺产1男婴。

按语：输卵管阻塞患者多有人流、自然流产或盆腔感染史，一侧或双侧附件增厚，或有结节、条索状物、包块、囊性肿物等，表现为少腹部及腰部坠胀疼痛，乳房胀痛且经前加剧，白带色黄，量多等症状。家父认为，其病在下焦少腹、厥阴肝经经脉所过之处，属肝郁气滞、血瘀、痰湿阻滞。故应选化痰软坚散结、疏肝理气、活血祛瘀之品。服药后，乳房、少腹胀痛减轻或消失；附件增厚、结节、条索状物、包块逐渐缩小或消散。

初诊方中当归尾、赤芍、桃仁、红花配伍取张锡纯《医学衷中参西录》中活络效灵丹组方之妙；贝母清热化痰、疏散郁结；王不留行活血通经、软坚消积；路路通活血通络利水；穿山甲为破血逐瘀、消癥散结之要药；虎杖活血通经，散结消肿，《别录》记载："虎杖能通利月水，破留血癥结"；败酱草活血祛瘀止痛，《本草从新》记载："败酱草解毒排脓、消痈肿、破瘀血、疗产后诸疾"；黄芪、西党参补养气血以扶助正气。二诊时月经已至，遂用养血调经汤加味。后继用初诊方活血祛瘀，通络止痛治疗以收功。

6. 清利痰浊，除湿通管

案一

袁某，女，38岁，已婚。

初诊：2010年4月5日。结婚12年余未孕。婚前月经正常，婚后月经延期，2～3个月一次，需肌注黄体酮才来。近5年，月经一年1～2次，量少，色黯，有瘀血块。行经时两侧少腹刺痛，经前乳房胀痛，末次月经2009年11月2日，带下量多，色黄，质黏稠。患者形体肥胖，四肢汗毛及胡须、腋毛、阴毛浓密，伴头晕、心悸，胸闷泛恶，小便频，大便调。妇科检查示：右侧多囊卵巢。输卵管通液检查示：左侧输卵管通而不畅。西医诊断为多囊卵巢综合征。丈夫精液常规正常。舌淡胖，有齿痕，苔白腻，脉弦滑，78 次/分。证属痰湿阻滞，瘀血内停。拟燥湿化痰，化瘀通管法，藿朴夏苓汤合二妙散加味。藿香 10g、厚朴 10g、法半夏 10g、茯苓 15g、苍术 10g、白术 10g、佩兰 10g、苡仁 30g、生山楂 30g、香附 10g、生蒲黄 10g、炒五灵脂 10g、路路通 10g，10 剂。

二诊：2010 年 4 月 15 日。月经未至，但感头晕，心悸，胸闷及泛恶减轻，带下量减少，色白，无阴痒，舌脉同上。续上方加红花 10g，10 剂。

三诊：2010 年 4 月 25 日。月经昨日来潮，量中，色黯红，有少许血块，小腹及乳房胀痛减轻，舌淡红，苔薄白，脉弦，74 次/分。予养血调经汤加味。熟地 15g、当归 10g、炒白芍 15g、川芎 6g、柴胡 10g、香附 10g、丹参 15g、泽兰 10g、益母草 15g，7 剂。

四诊：2010 年 5 月 3 日。月经 5 天干净，小腹及乳房无胀痛，带下量少，无阴痒，舌淡红，苔薄白，脉沉细，66 次/分。予初诊方加穿山甲 6g，30 剂。

五诊：2010 年 8 月 5 日。月经 40 天未至，查尿妊娠试验阳性。B 超提示：宫内妊娠。

按语：多囊卵巢综合征，是一种育龄妇女中常见的内分泌紊乱性疾病。临床主要表现有月经后期、闭经、肥胖、多毛、痤疮、黑棘皮症、不孕等。初起症状常不被患者所注意，部分女性由于出现肥胖，并随着月经周期延长甚至闭经就医而确诊。病因可能与遗传、环境因素（饮食、生活习惯等）及患者内分泌紊乱有关。西医主要从调节内分泌和脂质代谢紊乱，纠正胰岛素抵抗等方面着手。

家父认为，本病多为久嗜肥甘厚味，脾胃呆滞，痰湿壅盛，湿邪重浊黏腻，郁滞下焦胞宫，阻遏气机及冲任，以致冲脉不能主血海，任脉不能濡养，故经行错后，量少，色黯，带下量多，质黏稠，难以受孕。辨证为痰湿壅盛，蕴遏下焦，胞脉闭阻，导致冲脉、任脉功能失常；湿热下注故见黄带量多，且有臭味，尿频等；气滞血瘀则见腰腹疼痛。仿《金匮要略》中"病痰饮者，当以温药和之"的原则，治疗以燥湿化痰，兼以活血理气，化瘀通络，使脾土健运，湿痰祛除，冲任之血调和，则月事自准，胎孕乃成。因本证非短期能速效，需长期坚持治疗，方能获效。

初诊方中藿香、厚朴、佩兰芳香化浊；法半夏、茯苓祛痰利湿；加用温阳壮气，辛散阴邪之二妙散，苍术、白术温补宣通，以化痰湿，使阴浊之邪得以温化宣散；苡仁利湿化浊；生山楂、香附行气之品使脾胃得香窜而能行，痰湿因气行而不滞；生蒲黄、炒五灵脂化瘀止痛；路路通辛苦性平无毒，能通利十二经络。诸药配合，相辅相成而收功。因痰湿内阻日久可以形成瘀滞，故二诊中除用温经健脾导痰外，加入红花化瘀通络。三诊中正值经期，用养血调经汤加泽兰活血调经。四诊中加穿山甲咸而微寒，能软坚散结，借其走窜之性，引诸药直达病所。

案二

赵某，女，28岁，已婚。

初诊：2011年2月10日。婚后3年余未孕。患者初潮16岁，每3～5个月1次，甚者半年。经期3～5天，量多，色黯，质稀，夹杂少量血块，伴小腹及腰部疼痛，末次月经2010年10月5日，3天干净，量少，色黯，有少许血块。全身汗毛粗硬而长，眉毛、胡须、腋毛、阴毛浓黑稠密，性欲亢进。白带稍多，质稀，有腥味，舌淡胖有齿痕，苔薄白，脉沉涩，96次/分。B超检查示：双侧多囊卵巢。性激素检查示：雄激素升高。输卵管通液检查示：双侧输卵管通畅。证属阴虚火旺，兼痰瘀阻滞。拟滋阴降火，化痰祛瘀法，知柏地黄汤加减。生地10g、山萸肉10g、光山10g、盐水炒知母10g、盐水炒黄柏10g、川芎10g、红花10g、法半夏10g、枳实10g、苡仁30g、玄胡10g、川楝子10g、乌贼骨15g，10剂。

二诊：2011年2月21日。诉月经今日已至，量少，色黯，有少许血块，伴腰痛，无小腹胀痛，精神、饮食可，二便调，舌质淡红，苔薄白，脉沉细，88次/分。上方去玄胡、川楝子、乌贼骨加杜仲10g、续断10g、益母草15g，7剂。

三诊：2011年3月1日。诉月经5天干净，现无腹痛及腰痛，白带量中，无腥臭味及阴痒，舌淡红，苔薄黄，脉沉，82次/分。拟二诊方去川芎、红花，加菟丝子10g、淡大云10g，10剂。

四诊：2011年4月5日。诉月经45天未至，自测尿妊娠试验阳性，无其他不适。

按语：中医认为，该病主要以肾虚为根本，以脾肾阳虚或肝郁气滞导致痰湿，血瘀阻滞胞宫为主要病机。治疗方面应以补肾、疏肝、活血为主，兼以健脾利湿而调经。临床证实，中药不仅能有效减轻患者体重，而且能够调整或恢复女性内分泌功能，使其趋于新的平衡状态，从而恢复月经，产生排卵。家父认为此例属阴虚火旺兼痰瘀阻滞。初诊应用知柏地黄汤以滋阴降火，加活血化瘀，利湿祛痰之品，不调经则经自通也。

方中知柏地黄汤滋阴降火；川芎、红花活血调经；法半夏、枳实、苡仁利湿祛痰；玄胡、川楝子行气止痛；乌贼骨收摄止带。共使祛瘀化痰，调经促孕。二诊时腰痛，加杜仲、续断以补肾壮腰；益母草养血活血。三诊时加菟丝子、淡大云温补脾肾促排卵，使顺利受孕。

7. 疏肝养血，散寒通络

案

刘某，女，36岁，已婚。

初诊：2008年5月6日。结婚10年余未孕。患者初潮15岁，月经5天/28天，量中，色红，无血块。近4年来，月经量少，色深紫，夹有血块，经期腰腹坠胀疼痛，此次月经推迟10余天，查尿妊娠试验阴性。患者全身怕冷，手足冰凉，小腹隐痛，纳差，伴恶心，无呕吐，睡眠欠佳，二便调。妇科B超检查：子宫、附件正常，卵泡发育及排卵尚可，未见异常器质性病变及妇科炎症。输卵管造影显示：无输卵管粘连。其丈夫身体健康，性生活正常，精液常规及各项功能检查和化验均正常。舌淡红，苔薄白，脉沉细而弱，68次/分。证属寒邪凝滞胞宫兼肝郁血虚。拟温经散寒，养血疏肝法，温经汤加味。熟地15g、当归10g、炒白芍15g、川芎6g、柴胡10g、桃仁10g、红花10g、黄芪30g、西党参15g、白术10g、制附子6g、肉桂6g、益母草15g，7剂。

二诊：2008年5月13日。诉月经来潮，量少，色淡红，有少量血块，小腹及腰部隐痛，全身怕冷，手足冰凉好转，纳差，睡眠欠佳，二便调，舌淡红，苔薄白，脉沉细，66次/分。予养血调经汤加味。熟地15g、当归10g、炒白芍15g、川芎6g、柴胡10g、香附10g、丹参15g、泽兰10g、艾叶6g、玄胡10g、川楝子10g、益母草15g，7剂。

三诊：2008年5月20日。诉月经干净，小腹及腰部隐痛减轻，精神好转，面色红润，纳可，睡眠欠佳，二便调，舌淡红，苔薄白，脉沉细，70次/分。予调经种子汤加味。柴胡10g、香附10g、丹参15g、当归10g、炒白芍10g、黄芪30g、西党参15g、艾叶6g、乌药10g、紫石英30g、合欢皮30g、辰茯神15g、珍珠母30g，7剂。

四诊：2008年5月28日。诉精神好转，小腹仍微痛，无腰痛，纳增，睡眠可，二便调，舌淡红，苔薄黄，脉沉细，72次/分。予补肾促孕汤加味。熟地15g、山萸肉10g、光山10g、黄芪15g、制首乌10g、续断10g、淡大云15g、覆盆子15g、巴戟天15g、菟丝子10g、紫石英30g，7剂。

五诊：2008年7月19日。诉月经推迟2个月余未至，查尿妊娠试验阳性。B超检查示：子宫增大，宫内探及孕囊6.2cm×3.6cm×3.8cm，囊内可探及胚芽及胎心管搏动。提示：宫内妊娠。予补气养血安胎中药养胎，建议注意休息，勿从事体力劳动等。

按语：不孕症如伴有器质性病变、发育不良、畸形等影响怀孕，但也有部分因为体质虚弱，气血不足，功能欠佳而导致不孕。家父辨证分析本案为寒凝胞宫，兼肝郁血虚。肾气不足，寒凝胞宫致全身怕冷，手足冰凉，闭经；肝郁血虚致小腹隐痛，纳差，睡眠欠佳。

初诊予温经汤加味，以温经散寒，温阳调经，兼以疏肝解郁，补气养血。方中熟地、当归、炒白芍、川芎养血调经；桃仁、红花活血化瘀；黄芪、西党参、白术益气养血，健脾和胃；制附子、肉桂温通督脉；柴胡、益母草和血调经。诸药合用，肝肾同治，养血调经。二诊时月经来潮，予养血调经汤加泽兰入厥阴经，行血利水；艾叶温经活血；玄胡、川楝子行气止痛。三诊时，睡眠欠佳，予调经种子汤合合欢皮、辰茯神、珍珠母宁心安神。四诊时，小腹仍微痛，此为肾虚寒凝未完全解除，故予补肾促孕汤加紫石英以温肾暖宫祛寒，胞宫得暖，气血充足，冲任调和，故而受孕。

8. 调和肝脾，温暖下焦

案

王某，女，29岁，已婚。

初诊：2013年5月8日。婚后5年余未孕。月经4～6天/26～28天，量中，色淡红，有少许血块，经前10余天乳胀、腹胀，经期第1～2天腹痛较剧，末次月经2013年4月20日。白带量中，色白，无阴痒，伴情绪烦躁，纳差，恶心呕吐，腰酸腹冷，性欲冷淡，舌淡红，苔薄白，脉沉细，68次/分。B超提示：幼稚子宫。证属肝脾不和，下焦虚寒。拟疏肝健脾，温暖下焦法，逍遥散和五子衍宗丸加减。当归10g、炒白芍15g、柴胡10g、白术10g、茯苓15g、五味子10g、菟丝子10g、枸杞子10g、覆盆子10g、车前子10g、生蒲黄10g、炒五灵脂10g、益母草15g、紫石英30g，7剂。

二诊：2013年5月15日。小腹部及乳房胀痛减轻，腰酸腹冷好转，仍纳差，四肢畏冷，白带量减少，舌淡红，苔薄白，脉弦细，66次/分。予上方去生蒲黄、炒五灵脂，加炒扁豆15g、黄芪30g，10剂。

三诊：2013年5月29日。诉月经40天未至，腰酸腹冷明显减轻，小腹部及乳房不胀痛，四肢温和，但纳呆，恶心未呕吐，舌淡红，苔薄白，脉滑，68次/分。查尿妊娠试验阳性。B超检查：宫内孕，单活胎。身无其他不适，停药以待生产。

按语：肝主疏泄，喜条达。肝之疏泄，有赖于气之运行。若情志抑郁，郁则气滞，气滞则血液运行不畅，不能成孕。肝郁日久，影响脾之运化功能。经水出诸肾，腰为肾之府，胞络系于肾，故肾虚出现下焦虚寒症状，如腰酸腹冷、性欲冷淡等。家父认为，肾主藏精而系冲任，为生殖之本，具有育肾温煦、暖宫摄精之功，以利胞宫受孕。肾气不足，致胞宫发育不良，幼稚子宫等。肾虚精亏血少，冲任不盛，月事不以时下，故难以摄精成孕。肾气充盛，子宫才能发育正常，月经才能正常通行；月经正常，才能孕育胎儿。

初诊方逍遥散中当归、炒白芍、柴胡养血和肝，疏泄气机；白术健脾补中燥湿，湿除则痰消；茯苓淡能利窍，甘以助阳，为除痰祛湿之药，湿除痰消，经血自通。五子衍宗丸补肾调经，其中五味子五味俱备，入五脏大补五脏之气，因其入肾，故补肾之力更强；菟丝子苦平补肾，益精髓；枸杞子甘酸化阴，能补肾阴；覆盆子甘酸微温，固肾涩精；车前子性寒有下降利窍之功，且能泄肾浊，补肾阴而生精液，共行培补脾肾，温暖下焦之功；生蒲黄、炒五灵脂行气活血止痛；益母草行血而不伤新血，养血而不滞瘀血，为行血通经之要药；紫石英温补肝肾，诸药共奏温肾调经之效。家父指出，调经要义，总不外乎热者清之，寒者温之，有余者泻之，不足者补之，肝郁者条达之，共使肝脾调和，血海充盈，下元温暖，则经调孕成。

9. 滋阴益肾，养血固冲

案

陈某，女，38岁，已婚。

初诊：2002年10月8日。结婚16年余未孕。患者初潮13岁，月经每次提前3～4天，经期5天，量少，色淡红，质偏稀，无血块，伴头昏，腰部酸胀，腹痛，夜寐多梦，纳食可，二便调，舌淡红，苔薄黄，脉沉细，74次/分。末次月经2002年9月18日。曾作输卵管通液检查提示：双侧输卵管通畅。在他处用疏肝养血，调经种子方药治疗数月无效，经已愈病人介绍来诊。家父认为患者证属血亏肾虚。拟养血滋肾法，二至丸加味。女贞子10g、旱莲草10g、生地10g、当归10g、炒白芍15g、川芎6g、泽兰10g、丹参15g、续断10g、龟板15g，7剂。

二诊：2002年10月16日。诉月经来潮，腰部酸胀明显好转，仍腹痛，血色黯红，量中，有少许血块，舌淡红，苔薄黄，脉沉弦，74次/分。予养血调经汤加味。熟地15g、当归10g、炒白芍15g、川芎6g、柴胡10g、香附10g、丹参15g、泽兰10g、艾叶10g、杜仲10g、续断10g、玄胡10g、川楝子10g、益母草15g，5剂。

三诊：2002年10月23日。诉月经干净，无腰、腹疼痛，心情欠佳，乳房胀痛，仍夜寐多梦，纳可，二便调，舌红，苔薄白，脉沉，78次/分，予调经种子汤加味。柴胡10g、香附10g、丹参15g、当归10g、炒白芍10g、黄芪30g、西党参15g、艾叶6g、乌药10g、紫石英30g、赤芍10g、菟蔚子10g，7剂。

四诊：2002年11月1日。诉服上药后，仍头晕，左小腹部轻微胀痛，大便干结，2日1行，小便调，舌淡红，苔薄，脉沉，76次/分。予补肾促孕汤加味。熟地 15g、山萸肉 10g、光山 10g、黄芪 15g、制首乌 10g、续断 10g、淡大云 15g、覆盆子 15g、巴戟天 15g、菟丝子 10g、阿胶 15g、女贞子 15g、旱莲草 15g，7 剂。

五诊：2002 年 11 月 26 日。诉月经未至，纳差，舌淡红，苔薄黄，脉沉滑，70 次/分。查尿妊娠试验阳性。B 超提示：宫内妊娠。因患者体质较弱，予保胎方 10 剂。

随访：患者于 2003 年 8 月 2 日顺产一男婴，身体健康。

按语：根据月经产生的机制，以及"肾藏精"、"肾主生殖"、"冲为血海、任主胞胎"等理论和临床实践，家父以补肾为主的法则，模拟妇女月经周期的生理改变而于不同阶段选用不同的方药，用自拟妇科调经系列汤剂治疗，而达到调经种子之目的，对不孕症辨证应用，取得了较好的疗效。家父认为，此患者月经量少，非肝郁，而是肾阴亏虚，故用养血滋肾法治疗。

初诊正值经后数日，阴血亏虚，肾精亏损。故以二至丸调肝肾，养冲任；四物汤养血调经；泽兰、丹参活血行血；续断补肾强腰；龟板味厚滋补，滋养阴液，以壮肾精，使阴血恢复。二诊时正值经期来潮，遂予养血调经汤加泽兰、艾叶活血化瘀；杜仲、续断滋肾强腰；另加玄胡、川楝子缓急止痛。三诊时月经干净，患者情绪烦躁，心情不佳，乳房胀痛，予调经种子汤加赤芍活血调经；茺蔚子疏肝理气，使肝气得舒，冲任阴血恢复。四诊时患者左小腹部轻微胀痛，予补肾促孕汤加阿胶甘平略温，养血止血益阴，且能定痛；女贞子、旱莲草滋阴清热，凉血止血，共使肾阴得补，冲任得调。五诊时患者已怀孕，但体质较差，予保胎方加味以安胎。

10. 健脾和胃，补气养血

案一

张某，女，24 岁，已婚。

初诊：1964 年 3 月 2 日。患者结婚 4 年余未孕，月经先期，来时腰腹不痛，色淡，量多，质稀薄，无血块，末次月经 1964 年 2 月 3 日。伴精神疲倦，气短，小腹坠胀，饮食不欲，舌淡，无苔，脉象虚弱，68 次/分。证属思虑过度，心脾气虚，冲任不固，气虚下陷，不能统血摄血。拟益气摄血法，补中益气汤加减。生黄芪 10g、西党参 10g、白术 6g、炙甘草 6g、生地 10g、当归 6g、白芍 6g、丹参 6g、柴胡 5g、升麻 6g、大枣 5 枚，3 剂。

二诊：1964 年 3 月 5 日。诉服上药后月经昨日按期来潮，色红，量适中，质黏稠，无血块，腰部及小腹部不坠胀，舌脉同上，予养血调经汤加味。熟地 15g、当归 10g、炒白芍 15g、川芎 6g、柴胡 10g、香附 10g、丹参 15g、益母草 15g、泽兰 10g、黄芪 30g、白术 10g，10 剂。

三诊：1964年5月6日。诉月经2个月未潮，头昏心慌，饮食不振，痰多欲呕，精神疲倦，舌淡红，苔薄白，脉缓滑，66次/分。查尿妊娠试验阳性。拟五味异功散10剂以养胎。

按语：脾主统血，久病后脾虚致血虚，而气亦亏，气不摄血，统摄无权，冲任不固，故月经先期，量多，色淡，质稀薄；脾虚中气下陷，故气短，精神疲倦，小腹坠胀；舌质淡，无苔，脉象虚弱，皆属气虚之象。家父认为，应治以益气摄血之法，选用补中益气汤加减，使气陷得升，精血得充，冲任得固而月经得调，故能摄精怀孕。

初诊方中生黄芪补中益气，升举清阳，为益气摄血之要药；西党参、白术、炙甘草均能补气健脾，取其补气以摄血；生地补肾滋阴；当归配白芍以养血敛阴；丹参活血补血；柴胡、升麻既能补脾益气升提，又能和肝升阳除湿；大枣补养脾胃，益气养血，全方共补养心脾，气血双补。二诊时月经至，予养血调经汤加泽兰活血调经；黄芪、白术补其气而增强摄血能力。因有形之血不能速生，无形之气所当急固而重在温补气血，以求有形之血生于无形之气。气血双补，故服后月经正常，经调孕成。后以五味异功散健脾运中，杜绝生痰之源，从本立法，本而标之，使痰湿去，化源充足，则水谷得以化血，母胎体健。

案二

陈某，女，32岁，已婚。

初诊：2008年9月2日。患者27岁结婚，怀孕2次，皆未足月而胎死腹中，而后闭经2年多，经多方医治无效，末次月经2006年7月14日，带下淋漓不断，色白，有异味。患者面色苍白，忧郁病容，神疲乏力，眼睑、颧面及四肢皆轻度浮肿，语声低微，自觉胸闷，时呃逆，少腹下坠疼痛，尿频，大便溏泄，日2～3次。舌体胖边痕，苔灰厚腻，脉沉迟，62次/分。证属脾胃虚弱，气血亏乏。拟补养脾胃，益气养血法，八珍汤加减。熟地10g、当归10g、炒白芍15g、西党参10g、白术10g、茯苓10g、炙甘草10g、炙黄芪30g、丹参15g、荔枝核10g、泽兰10g、益母草15g，10剂。

二诊：2008年9月13日。诉精神好转，胸闷减轻，少腹无坠痛，带下少，睡眠安，浮肿消，月经仍未至，舌脉同上。予上方去泽兰，加桃仁、红花各10g，30剂。

三诊：2008年10月14日。诉月经昨日来潮，色紫黑，量少，自觉身虚无力，行经不畅，此为久病正气未得全复，必再养精扶正。舌淡胖，苔薄腻，脉沉，64次/分。予养血调经汤加味。熟地15g、当归10g、炒白芍15g、川芎6g、柴胡10g、香附10g、丹参15g、益母草15g、阿胶（烊化）15g、

7剂。

四诊：2008年11月15日。诉月经来潮正常，量中，色鲜红，无带下。因外出不能服汤剂，将八珍汤合归脾汤加减制成丸剂，加紫河车粉，每日服5g，上药调服3个月后怀孕。

按语：男女媾精，胎孕乃成。家父认为，所谓父精母血，为受胎成孕的必要物质基础，故种子应着重以养血保精为主。如精血不足，则不能摄精成孕。

初诊方中熟地味甘微温，滋肾补血，益髓填精；当归补血润燥；炒白芍养阴柔肝；西党参性平味甘，功专补气健脾且甘润而不燥，兼能养血生津；白术、茯苓、炙甘草温脾；炙黄芪甘温，为补气之要药，旨在益气摄血以固其本；丹参活血养血；荔枝核豁痰结，除湿毒瘀，通管破积；泽兰清血毒瘀并利水祛湿，消脸面、四肢浮肿；益母草既可活血消癥，又可利水消肿。《本草汇言》载："益母草行血养血，行血而不伤新血，养血而不滞瘀血，诚为血家之圣药也。"全方清补兼施，通中有补，诸药相配，标本同治，清湿热养血顾其标，补肝脾扶正治其本。二诊时月经未至，加桃仁、红花以增强活血调经之力。三诊时月经来潮，用养血调经汤加阿胶养血补血调经。四诊时加用紫河车血肉有情之品祛下焦寒滞，使命门火旺以峻补胞宫，促其怀孕。

11.滋补肝肾，益精养血

案

王某，女，28岁，已婚。

初诊：2010年5月8日。婚后6年余未孕。月经3～4天/2～3个月，量少，色淡，质稀薄，末次月经2010年3月15日。白带量中，色白，无阴痒，伴头晕耳鸣，腰膝酸软，口干咽燥，潮热汗出，舌淡红，苔薄白，脉弦细，74次/分。证属肝肾阴虚，血不养冲。拟滋补肝肾，养血调经法，疏肝养血汤加味。生地10g、当归10g、炒白芍15g、川芎6g、柴胡10g、香附10g、郁金10g、泽兰10g、丹参15g、茺蔚子15g、枸杞子10g、杜仲10g、菟丝子10g、阿胶（烊化）15g，7剂。

二诊：2010年5月15日。月经于5月11日来潮，5月14日干净，量中，色红，无血块。诉头晕耳鸣，腰膝酸软好转，但仍口干咽燥，潮热汗出，入夜尤甚，舌淡红，苔薄白，脉细，70次/分。予调经种子汤加味。柴胡10g、香附10g、丹参15g、当归10g、炒白芍10g、黄芪30g、西党参15g、艾叶6g、乌药10g、紫石英30g、女贞子15g、旱莲草15g，5剂。

三诊：2010年5月20日。诉头晕耳鸣，腰膝酸软消失，口干咽燥，潮热汗出稍微减轻，舌脉同上，予二诊方加生地10g、青蒿10g、鳖甲10g，

14 剂。

四诊：2010 年 6 月 19 日。停经 38 天，晨起怕冷，泛泛欲恶，精神疲乏，不能食，腰胀，大便正常，小便多，舌淡红，苔薄白，脉细滑，80 次/分。查尿妊娠试验阳性，显示早孕。

按语：妇女因肝肾亏虚，精血不足，致使冲任虚弱，胞脉失其濡养，加以情志怫郁，气滞血凝，月经不能按时而下，而致经闭。其治法先以疏肝滋肾调经为主，使肝郁得解，肾精充足，则气血运行，冲任脉盛，然后再以补养气血为治。徐灵胎曰："治妇人病必先明冲任二脉。"家父指出，不孕症的治疗与冲任及肝肾的关系十分密切。因肝肾亏虚导致的不孕，宜养肝滋肾，补先天之真阴，益后天之化源，达到肝肾安和，冲任通盛，则月经自然调和，经调则胎孕乃成。

初诊用疏肝养血汤加枸杞子、杜仲、菟丝子补益肾气；阿胶血肉有情之品滋阴养血，使肝肾充足，月经调和。二诊时月经来潮，阴虚症状明显，予调经种子汤加女贞子、旱莲草滋养肾阴。三诊中加生地不但能滋阴养血，平补肝肾，而且补而不燥，清热固涩，又不伤正；青蒿、鳖甲滋阴清热，兼以除蒸。共使肾气得充，肝血调和，化源充足，冲任得养，血海充盈，则经调孕成。

12. 温补脾阳，暖宫益肾

案一

谢某，女，36 岁，已婚。

初诊：2012 年 2 月 3 日。婚后 10 余年未孕。月经周期正常，量多，色淡，质稀薄，无血块，末次月经 2012 年 1 月 10 日。白带量多，色白，质清稀，无腥味及阴痒，形体消瘦，伴面浮肢肿，腹胀纳差，腰膝酸软，肢冷畏寒，大便溏薄，舌淡嫩，边有齿痕，苔薄白腻，脉沉迟，68 次/分。证属脾肾阳虚，寒湿内阻。拟温补脾肾，散寒利湿法，六味地黄汤合苓桂术甘汤加减。熟地 10g、山萸肉 10g、山药 10g、白术 10g、茯苓 15g、桂枝 10g、补骨脂 10g、巴戟天 10g、芍药 15g、川芎 6g、益智仁 10g、金樱子 10g、乌贼骨 15g，7 剂。

二诊：2012 年 2 月 10 日。服药后白带量明显减少，色白，无阴痒，面浮肢肿及腹胀减轻，纳增，仍腰膝酸软，肢冷畏寒，小便可，大便日 1～2 次，成形，舌淡红，苔薄白，脉沉，70 次/分。予上方去益智仁、金樱子、乌贼骨，加杜仲 10g、续断 10g，10 剂。

三诊：2012 年 2 月 20 日。停经 40 天未至，且有轻度恶心作呕，腰部酸痛，脉象弦滑稍数，查尿妊娠试验阳性。

按语：患者禀赋虚弱，形体消瘦，脉症相参，系脾肾阳虚，冲任亏损，化源不足，寒凝胞宫，经脉不畅，故见月经量多，色淡。脾肾阳虚，水湿泛滥，则见四肢浮肿；脾虚失运，则纳减，腹胀，大便溏薄；腰为肾之府，肾虚则腰膝酸软。家父指出，由于肾气虚寒，脾运乏权，真阳不足，胞宫失于温煦，而致宫寒不孕。舌淡嫩，边有齿痕，苔薄白腻，脉沉迟为阳虚不足之候。因肾为先天之本，主生殖；脾为后天之本，气血生化之源；脾之生化，有赖肾阳之温煦；肾之精气，又赖后天之滋养，故宜脾肾双补。

初诊方中熟地、山萸肉、山药温肾滋阴；白术、茯苓健脾利水；桂枝、补骨脂温阳补肾；巴戟天温肾阳，化气行水而无劫津之弊；芍药开阴结，引阳药入阴以消阴霾之气；川芎理血中之滞；益智仁、金樱子、乌贼骨收摄止带，共奏温肾健脾，化气利水之功。全方补养脾肾，疏畅经脉，调经止带，生中有化，补而兼疏。二诊中白带量减少，仍腰膝酸软，肢冷畏寒，为肾阴亏损日久难复，故加用杜仲、续断温肾散寒，补肾填精，使脾阳健运，寒湿皆去，肾阳得温，精血得养，气血充足，冲任旺盛，月事如常，则必能孕育。

案二

陈某，女，32岁，已婚。

初诊：2013年3月12日。婚后8年余未孕。患者月经后期5年余，经期7天，量中，色淡红，有少量血块，伴腰酸痛及小腹疼痛。此次闭经3个月，经多方医治无效。白带量中，色淡黄，有异味，无阴痒，面色灰黯，忧郁病容，神疲乏力，眼睑、颧面及四肢皆轻度浮肿，语声低微，胸闷，时呃逆，尿频，大便溏泄，日2～3次。性激素检查提示：双侧卵巢早衰。舌体胖边痕，苔厚腻，脉濡缓，66次/分。证属脾肾阳虚，冲任受损。拟健脾温肾，补益冲任法。炙黄芪30g、熟地10g、当归10g、红参10g、吴茱萸10g、丹参15g、酸枣仁10g、柏子仁10g、杜仲10g、补骨脂10g、泽兰10g、益母草15g，10剂。

二诊：2013年3月22日。月经今日来潮，色紫黑，经量少，自觉身虚无力，语声低微，行经不畅，舌淡红，苔薄黄，脉沉缓，64次/分。此为久病正气未得全复，必再养精扶正。予初诊方加阿胶10g，15剂。

三诊：2013年4月8日。服上药后，神情好转，胸闷减轻，小腹刺痛，带下量少，睡眠安，浮肿消，纳可，二便调，舌淡红，苔薄白，脉沉迟，68次/分。予二诊方去泽兰，加桃仁、红花各10g，15剂。

四诊：2013年4月25日。月经昨日按期来潮，量中，色鲜红，无带下。因工作在外，不能服汤剂，予初诊方加续断10g、紫石英30g，10剂，炼蜜为丸，每次服10g，每日3次。

随诊：2014年4月2日。上药调服50天后怀孕，现顺产一男婴。全家深表谢意！

按语：中医认为"肾主生殖"，通过补肾阴、肾阳以助孕。家父告之，卵巢储备能力下降，卵巢早衰的患者多属肾阴不足，亦常伴有脾阳虚弱的情况，可以通过调补脾肾，滋养冲任，平衡阴阳，以促排卵。

初诊方中炙黄芪、当归补气养血，加红参力倍增；吴茱萸温脾；丹参、酸枣仁、柏子仁强心更振胸阳；熟地、杜仲、补骨脂补肾温肾；泽兰利水祛湿；益母草活血化瘀。全方清补兼施，标本同治。二诊时加阿胶补血益精以扶正。三诊中加桃仁、红花活血散瘀以增强活血之功，《药品化义》载："红花，善通利经脉，为血中气药，能泻而又能补。"四诊时加续断、紫石英温补脾肾，滋养冲任，促其受孕。

13. 养血疏肝，温补脾肾

案一

陈某，女，41岁，已婚。

初诊：1989年4月7日。结婚21年余未孕。患者月经先期而至，量少，色紫黯，白带量多，色黄，质黏稠，有臭味，阴部瘙痒，经治疗10余年无效。此次月经第二天，腰和小腹部酸痛，乳房胀痛。男方检查精液正常。舌红，苔黄，脉象沉弱右弦，74次/分。证属肝经郁热，肾虚不能统摄。拟疏肝理气，养血清热法，予养血调经汤加味。熟地15g、当归10g、炒白芍15g、川芎6g、柴胡10g、香附10g、丹参15g、益母草15g、玄胡10g、川楝子10g、杜仲10g、丹皮10g、栀子10g，3剂。

二诊：1989年4月11日。月经干净已2天，腰部酸痛，倦怠无力，白带量多，色黄，质稀，无阴痒，舌红，苔少，脉沉弱，72次/分。拟滋补脾肾止带法，调经种子汤加味。柴胡10g、香附10g、丹参15g、当归10g、炒白芍10g、黄芪30g、西党参15g、艾叶6g、乌药10g、紫石英30g、苡仁30g、芡实10g、乌贼骨15g，7剂。

三诊：1989年4月19日。白带量减少，腰部酸痛好转，舌脉同上。拟补肾摄精法，补肾促孕汤加味。熟地15g、山萸肉10g、光山10g、黄芪15g、制首乌10g、续断10g、淡大云15g、覆盆子15g、巴戟天15g、菟丝子10g、枸杞子10g、鹿角霜10g、紫石英30g，5剂。后以此法加减治疗5个月后，患者停经41天，查尿妊娠试验阳性，于1990年7月顺产一男婴。

按语：肝脾所藏之血与肾所藏之精，三者之间可以相互资生，共同成为月经的物质基础，主宰人的生育功能。家父指出，女子的经孕是以精血为物质基础，因肝藏血、脾统血、肾藏精，故肝脾肾对女子经孕起着重要作用。

　　初诊方用养血调经汤加玄胡、川楝子行气止痛；杜仲补肾强腰；丹皮、栀子苦寒直折相火，以泄肝急之火，制壅滞之热邪。全方共疏肝理气，清热止痛。二诊时白带量多，予调经种子汤加苡仁、芡实、乌贼骨滋补脾肾以收摄止带。三诊用补肾促孕汤加枸杞子，调养肝肾，达到养中有疏，补中有化，标本兼顾，巩固疗效；鹿角霜血肉有情之品滋补胞宫，大补奇经；紫石英入厥阴经脉，温营血而润养奇经，因"肝血不足及女子血海虚寒不孕者宜之"（《本草纲目》）。共以补肾摄精为法加减用药，使肝脾肾得补，邪热得清，冲任调和，则经调孕产。

案二

　　姚某，女，32岁，已婚。

　　初诊：2011年3月4日。婚后8年余未孕。月经先期，25～26天1次，量少，色鲜红，质黏，无血块，末次月经2011年2月16日。白带量中，色白，质清稀，无异味及阴痒，伴性情急躁，头晕耳鸣，五心烦热，腰膝酸软，失眠多梦，口干咽燥，纳差，舌淡红，苔少，脉细数无力，68次/分。证属肝血不足，脾肾亏虚。拟补血养肝，温补脾肾法，疏肝养血汤加温补脾肾之药。生地10g、当归10g、炒白芍15g、川芎6g、柴胡10g、香附10g、郁金10g、泽兰10g、丹参15g、茺蔚子15g、女贞子15g、旱莲草15g、鹿角胶（烊化）15g、龟板胶（烊化）15g、白术10g、陈皮10g，7剂。

　　二诊：2011年3月12日。诉月经未至，白带量中，色白，无异味及阴痒。其情绪好转，头晕耳鸣，五心烦热减轻，腰膝酸软，口干咽燥稍有缓解，纳增，仍失眠多梦，夜寐欠安，舌淡红，苔薄白，脉沉细，72次/分。予上方去鹿角胶、龟板胶，加辰茯神15g、煅龙齿15g，10剂。

　　三诊：2011年4月7日。诉月经50天未至，恶心呕吐10天，舌苔薄腻，脉细滑。查尿妊娠试验阳性。B超提示：宫内可探及孕囊，符合7周妊娠，胎儿发育良好。

　　按语：肾阴亏虚，脾气虚弱，阴精濡养不足，则阴虚而阳盛，阳盛则虚火内煽，灼扰损伤冲任，故家父认为治疗以补益脾肾为主，佐以养血调肝之品。

　　初诊方用疏肝养血汤加女贞子、旱莲草滋肾养阴；鹿角胶、龟板胶补肾填精；白术、陈皮健脾理气。全方共滋肾健脾，养血疏肝，调补冲任。除滋补肾阴外，配以阳药，还特别增加入冲、任、督三经的龟鹿血肉有情之品等奇经用药，使阳中求阴。二诊中，余症好转，睡眠欠佳，故加用辰茯神、煅龙齿以镇惊安神，固精养心，使阴阳协调，气平血和，冲任得固，则胎孕乃成。

(二) 带下不孕

患者因摄生不洁、久居阴湿之地等，致湿邪乘虚而入，蕴而化热，伤及任、带，发为带下；或饮食不节、思虑劳倦过度等，损伤脾气，致脾阳虚弱，运化失常，水谷之精微不能上输以化血，反聚而为湿，流注下焦，浸渍任带，而致带下。

傅青主曰："带下，女子生而即有，津津常润，本非病也"，如其过多，则为带下病；另认为"夫带下俱是湿症"，其病机为"脾气之虚，肝气之郁，湿气之侵，热气之逼"。若以脏腑辨证，多发于脾肝；从六气论治，多属于湿热。因此，他提出治法"寓补于散之中，寄消于升之内。"《傅青主女科》记载："治法以大补脾胃之气，稍佐以疏肝之品，使风木不闭塞于地中，则地气自升腾于天上，脾气健而湿气消，自无白带之患矣。"因此，他治妇人病创"宽带汤"、"升带汤"等方，均有舒带脉，利腰脐，去湿之功。

家父认为，临床上若脾虚不运，痰浊内生，湿热下注；或气机不畅，胞脉受阻，以致胞宫不能摄精成孕。如《医宗金鉴·妇科心法要诀》曰："女子不孕之故，由伤其冲任也……若为三因之邪伤其冲任之脉，则有月经不调、赤白带下等病生焉……或因体盛痰多，脂膜壅塞胞中而不孕"。

1. 清热解毒，利湿止带

案

曾某，女，25岁，已婚。

初诊：2008年5月11日。婚后3年余未孕，白带量多，色黄2年余。2年前，因居住地潮湿致出现白带量多，色黄，呈黏液状，伴阴痒，有异味，末次月经2008年5月2日，量中，色淡红，有少量血块，经前乳房胀痛，纳可，二便调，舌淡红，苔黄腻，脉沉，78次/分。妇检：外阴未产型，阴道光滑通畅，脓性分泌物较多，宫颈肥大，轻度糜烂。子宫后位正常，双侧附件轻微增厚，有压痛。白带常规检查示：清洁度Ⅰ级，未见滴虫、霉菌。证属湿热下注。拟清热利湿法，止带汤加味。猪苓10g、茯苓10g、泽泻10g、车前子10g、炒栀子6g、白芍10g、川黄柏6g、公英30g、苡仁30g、益智仁10g、金樱子10g、乌贼骨15g、草薢10g、椿根皮10g，7剂。

二诊：2008年5月18日。服上方后白带明显减少，无黄带，无乳房胀痛，仍阴痒。精神、饮食可，二便调，舌淡红，苔薄黄，脉沉细，72次/分。守原方续服7剂，并加用外阴熏洗方。蛇床子30g、地肤子30g、龙胆草30g、鱼腥草30g、川黄柏20g、川椒15g、百部30g、苦参30g、生贯众30g、虎杖30g、败酱草30g，7剂。1日2次，煎水温热冲洗外阴。

三诊：2008年5月26日。诉服上方后白带量减少，色白，质清稀，无阴痒，不伴异味，无特殊不适，舌淡红，苔薄白，脉沉，70次/分。嘱停用外洗方，中药续服7剂。

四诊：2008年6月24日。诉白带量中，色白，质清稀，无阴痒及异味，伴纳差，恶心，未呕吐，自觉四肢乏力，舌淡红，苔薄白，脉滑，70次/分。查尿妊娠试验阳性。

按语：患者因久居潮湿之地，使水湿运化失常，湿邪乘虚而入，流于下焦，蕴而化热，湿热化毒，带下量多呈黄色或黄绿色，质黏稠或如脓样，有臭味。家父分析，本案胞宫因湿热阻滞，故无以成胎。治疗应清利下焦湿热。

初诊方中猪苓、茯苓健脾燥湿；泽泻、车前子利湿清热止带，使湿浊从小便分利；炒栀子、川黄柏、公英清热解毒；白芍柔肝理脾，使肝木条达而脾土自强；苡仁、益智仁、金樱子固摄止带；乌贼骨收摄止带，《神农本草经》记载："主女子赤白漏下，经汁血闭，阴蚀肿痛，寒热癥痕，无子"；草薢味苦性平，长于渗湿，治女人白带由胃中浊气下流所致；椿根皮味苦涩，性寒，苦能燥湿，寒能清热，对湿热内蕴之带下病效果尤佳。诸药相伍，使脾气健旺，肝气条达，清阳得升，湿热得祛，则带下自止。二诊阴痒较甚，故加用外阴熏洗方以燥湿降浊，除味止痒。三诊时白带减少，效不更方，续用上方治疗，使湿热清除，冲任调和，则经调孕成。

2. 健脾补虚，祛湿止带

案

陈某，女，27岁，已婚。

初诊：2009年6月12日。婚后5年余未孕，带下量多2年余。月经周期、经期正常。白带量多，色白，质稀，无阴痒及腥臭味，伴四肢乏力，小腹胀痛，腰痛重坠。前医治以温补肾阳，用右归丸加减服10余剂，无效。末次月经2009年6月3日，色淡红，量中，1周干净，无血块，纳可，小便可，大便溏，舌淡，苔薄白腻，脉缓，68次/分。证属脾阳虚弱，寒湿内盛。拟健运脾阳，散寒祛湿法，完带汤加味。焦白术30g、山药15g、西党参15g、炙甘草10g、炒白芍15g、苍术10g、陈皮10g、柴胡10g、云茯苓30g、苡仁30g、车前子15g、乌贼骨15g，7剂。

二诊：2009年6月20日。诉服药后，带下减少，色白，质稀薄，无异味，小腹部无疼痛，腰部仍有轻微坠痛，四肢乏力减轻，舌淡红，苔薄白，脉沉，68次/分。予初诊方去云茯苓、苡仁、车前子，加杜仲10g、续断10g、故脂10g，10剂。

三诊：2009年7月12日。诉月经未至，晨起反胃欲呕，腰腹胀痛皆除。在家自查尿妊娠试验阳性。B超提示：宫内早孕。

按语：患者因脾阳虚弱，水湿困聚，湿邪下注，浸于腰府带脉之间，则带下量多；腰府为寒湿所困，腰脐之气不利，带脉失约，故而腰痛重坠。前医认为腰为肾府，腰痛多治以肾，或补肾阳，或滋肾阴，殊不知妇人带下腰痛者，更多属脾虚湿盛。《石室秘录》云："患腰痛者，人以为肾之病也，不知非肾乃脾湿之故。"医家尤在泾云："其治法不在温肾散寒，而在培土以胜水，使其腰脐之湿去，则腰痛自除。"家父指出，此乃脾气亏虚，中阳不振，故病人自觉腰痛重坠。临证如不详辨，以补肾为治，多难以收效。

初诊方中重用白术、山药以健脾束带；西党参、炙甘草补气扶中；炒白芍养血柔肝；苍术健脾和胃；陈皮、柴胡升提肝木之气；云茯苓、苡仁健脾利湿；车前子分消水气，使湿邪从小便而出；乌贼骨收摄止带。全方脾、胃、肝三经同治，寓补于消之中，寄消于升之内，具有健脾益气，升阳除湿之功。二诊时因腰部仍坠痛，故加杜仲、续断、故脂以补肾强腰。因脾阳健运，脾胃之气得补，则湿气自消，胎孕乃成。

家父临证治疗妇人带下、不孕等，每见妇人腰痛，带下不止，或腰酸肢重，少腹坠胀者，均以健脾祛湿为治，常用六君子汤、完带汤、参苓白术散加减，方中均重用白术健脾祛湿以利腰脐之气，临床应用常获显效。

五、小　结

不孕症究其机制乃因气血失和，月经不调，冲任不能相资所致。月经失调是其关键，故调理气血，调整月经周期是治疗本病的根本大法。然"肾—天癸—冲任—胞宫—气血"之间的机转平衡又是受孕的基础，故对肾精和冲任气血的调理首当为要。

治疗当细审其因，求其原而治之。不孕症病因虽繁，其本则一，因妇人以血为本，肾为生殖之根，冲为血海，任主胞胎，肝肾又为冲任之本，只有肾气充盛，气血通达，冲任调和，月经正常，方可受孕。

经期治疗时，家父常说："经期用活血药不可太过，宜小量因势利导，切忌峻猛；另经期不可久服熟地、阿胶之类滋腻收敛之品，以免滞血之弊。"

临床诊疗中，他常告诫，不能一味使用攻伐之品，否则会损伤正气，伤及精血，妨碍气机流通，应顾护正气，扶助肾气，滋养精血。治疗时加用补肾之药，使肾充精足，气血旺盛，冲任胞宫得以濡养，肾强阳胜，脾阳温煦，脾肾功能增强，则经调孕成。

家父结合多年临床经验认为，不孕症除对病理因素进行治疗外，双方都应注意养生之道，以固精、养精、育精、摄精，精气充盛，清心寡欲，房事有节，心情舒畅，精神充沛，则易于孕育。

其次，交接要择时。以女子"氤氲时期"为最佳，掌握种子时机，易于受孕。即现代医学之排卵期，同房最易受孕。

再次，不孕症患者往往求子心切，肝气郁结，或久不受孕，悲观失望，导致焦急、忧虑情绪和家庭环境、周围舆论的压力均可引起肝郁气滞、阴阳失衡、气血失调、冲任受损，应针对患者不同的心理因素做好思想工作，给予正确常识指导，讲解孕育知识，指导性生活，坚定治疗信心，解除外在压力，消除不良情绪，为孕育制造有利条件。

第五节 输卵管阻塞性不孕症治验

输卵管阻塞是不孕症的主要原因之一，约占女性不孕症的 20%～40%。近年来，随着性传播疾病、宫内感染、子宫内膜异位症、结核等疾病的增多，输卵管阻塞性不孕症的发生率有逐渐增加的趋势。西医治疗输卵管阻塞性不孕症大多采用通液术、输卵管插管术或腹腔镜下输卵管粘连松解和整形等手术治疗，但是术后复发和出现异位妊娠的风险较大。家父临证 60 载，尤擅长治疗不孕症。据不完全统计，30 年已治愈输卵管阻塞性不孕症患者达数千人。我们有幸随家父学习，并对其治疗输卵管阻塞性不孕症的部分病例进行了系统研究和总结，现将其经验介绍如下。

一、瘀阻脉络、寒湿凝滞是主要病机

关于输卵管阻塞性不孕症病因，《医宗金鉴·妇科心法要诀》曰："因宿血积于胞中，新血不得成孕，或因胞寒胞热不能摄精成孕，或因体盛痰多，脂膜壅塞胞中而不孕，皆当细审其因，按证调治，自能有子也。"指出瘀血、寒邪和湿浊是导致不孕症的主要病邪。本病主要由于瘀血、寒凝、湿浊之邪内侵，邪气与胞脉气血搏结成瘀，日久导致胞脉闭塞，不能摄精着床而成不孕症。

家父认为输卵管阻塞性不孕症的根本病机是瘀阻脉络、寒湿凝滞。《神农本草经》云："无子者多系冲任瘀血，瘀血去自能有子也。"但是有很多患者通过行输卵管通液术或整形术使输卵管通畅后，也很难妊娠。究其原因主要是此类患者还存在肾虚。肾阳为阳气之根，生命之源，具有推动、温煦作用。患者感受湿热、湿毒之邪后，医生常用寒凉之品医治，日久寒凉药物损伤肾阳；或感受寒湿之邪，寒性凝滞，湿性黏滞，均可阻遏阳气。肾阳虚则冲任、胞宫失于温煦，气血运行迟缓而瘀阻胞脉，导致胞脉不通，不能摄精成孕。所以临床上输卵管阻塞性不孕症的患者常伴有小腹及腰部冷痛，得热则舒，带下量多、色白、质稀，月经后期、量少、色黯，夜尿频多等症状。

二、治以温通活血、化瘀除湿

输卵管炎症导致输卵管阻塞，不通则痛。家父根据中医"通则不痛，痛则不通"的理论认为，针对瘀血、寒凝和湿浊之病因，寒湿瘀结之病机，治疗以温通活血、化瘀除湿为法（简称温通法）。

家父指出，瘀血内阻是导致输卵管梗阻的主要原因。《内经》曰："血凝涩，脉不通"。胞脉、冲任瘀滞以致经隧不通，不能摄精成孕。引起血瘀原因，多因经期产后，瘀血未净，加之外感、内伤致使宿血凝结，或由寒凝、气滞、湿热久恋下焦所致。因此，重用活血化瘀药物，不仅可减轻甚至消除输卵管炎症引起的少腹疼痛等症状，而且可使炎症消退后输卵管再通，从而受孕。

家父告之，因病程较长，女子以血为本，如常用破血逐瘀药则难免耗气伤血，故选用较平和的行气活血，软坚通络之品，用自拟通管汤治疗，效果显著。药用：昆布15g、海藻15g、土茯苓15g、三棱15g、莪术15g、乌贼骨10g、乳香10g、没药10g、煅牡蛎30g、玄参15g、炙黄芪30g、大贝母10g、香附15g、郁金15g、小茴香10g、漏芦15g、穿山甲5g、王不留行15g。月经期停用，根据病情，对症处理。3个月为一个疗程，用药3个月复查子宫输卵管造影术或子宫输卵管通液术。

方中昆布、海藻味咸能软坚，消除肿块；土茯苓利湿解毒，疗恶疮痈肿；三棱逐血中之气滞，功专行气止痛，化积消块；莪术为气中血药，善破气中之血瘀，以活血祛瘀，破气消积，二药相伍，行气止痛，活血祛瘀，化积消癥；乌贼骨收摄止带；乳香、没药活血散瘀；煅牡蛎养阴固冲；玄参泻火解毒；黄芪补脾益气；大贝母清热散结；香附、郁金疏肝行气解郁；小茴香祛寒理气止痛；漏芦活络通经；穿山甲搜经通络；王不留行温散寒湿。全方共行疏肝理气，活血化瘀，软坚散结，胞络疏通之效。

若经前少腹及乳房胀痛、心烦易怒、精神抑郁等，加炒枳壳、茺蔚子等以疏肝理气、行气止痛；有输卵管积水，加败酱草、车前子、泽泻等以利湿行水；若胞宫寒甚，加制附子、肉桂温宫散寒；若气滞血瘀致小腹疼痛，加生蒲黄、炒五灵脂以行气化瘀，活血止痛；若神疲乏力、心悸气短、纳食不香、便溏、带下较多、色白质稀者，加西党参、白术、炙甘草以补气健脾；若带下色黄，伴阴痒，加龙胆草、栀子、黄柏以清热利湿。

三、寒瘀湿除，则管通孕成

现代医学认为，输卵管阻塞一般是由输卵管炎症引起，输卵管炎性分泌物使输卵管管腔粘连而阻塞不通，致精子与卵子不能在输卵管中会合，导致不孕。各种炎症长期在盆腔稽留，可逐渐导致细胞变态、变质，组织变形，纤维结缔组织增生明显，甚至僵硬，导致输卵管蠕动功能或输卵管内纤毛摆动功能异常，引起输卵管的器质性病变。输卵管阻塞多伴有盆腔广泛粘连，可影响卵巢局部血供，使卵巢缺乏营养，导致卵巢功能障碍，如卵泡发育不良、排卵障碍及黄体功能不全等。

清热解毒药物对多种细菌有抑制和杀灭作用，并能增强网状内皮系统的吞噬功能，增加机体对感染的免疫能力。活血化瘀药物有明显的抗渗出和抑制结缔组织增生的作用，疏通粘连，能调节输卵管和盆腔组织的合成代谢，从而促进输卵管功能恢复，并改善微循环，增强纤维蛋白溶解酶的活性，促进炎症吸收及消散，使器质性病变组织得到吸收、修复与再生，防止输卵管因慢性炎症而致粘连。两种药物相伍能更好地发挥抗炎作用，既改善了输卵管局部的血液循环、组织营养和促进管腔黏膜上皮的修复，又有利于输卵管粘连的松解和吸收，使阻塞的管腔再次得到疏通，子宫及盆腔内瘀血阻滞通畅，促进卵子的形成与排出，月经调顺，即能怀孕。

中医学认为"久病多瘀"，如《神农本草经》云："无子者多系冲任瘀血，瘀血去自能有子也。"临床具体运用时，还应注意患者体质之壮实羸弱，病邪之新久，证候之虚实，以调节药物加减。务必祛瘀不伤正，对于本虚标实者，应当扶正以助祛邪。因"久病多虚"，家父指出，慢性患者不宜一味攻伐，应该攻补兼施，以补气养血、健脾化湿为主，配以活血化瘀、除湿解毒药物，使血活、瘀祛、寒化、湿除、络通。

四、典型病例

笔者有幸侍诊家父，偶得一二，现从其门诊病例中撷选妇科验案，以飨读者。

案一

刘某，女，37岁，已婚。

初诊：2007年6月9日。婚后17年余未孕。月经周期28～30天，经期7天，色黯红，有血块，经前腹部胀痛，伴乳房肿胀疼痛，腰部酸胀不适，白带色黄，量中，有腥味。末次月经2007年5月20日。患者曾在上海某医院作输卵管碘油造影检查示：双侧输卵管不通。B超检查示：子宫大小约45mm×52mm×38mm，大小正常，宫内光点回声均匀，内膜回声欠清。左侧卵巢大小约23mm×18mm×19mm，右侧卵巢大小约24mm×15mm×20mm。舌黯红，边有瘀点，苔薄黄，脉沉弦，82次/分。证属气滞血瘀，湿阻络脉。拟疏肝理气，活血化瘀，除湿通络法，通管汤治疗。昆布15g、海藻15g、土茯苓 15g、三棱 15g、莪术 15g、乌贼骨 10g、乳香 10g、没药 10g、煅牡蛎 30g、玄参 15g、黄芪 30g、大贝母 10g、香附 15g、郁金 15g、小茴香 10g、漏芦 15g、穿山甲 5g、王不留行 15g，10 剂。

二诊：2007 年 6 月 20 日。月经昨日来潮，乳房、腹部胀痛及腰部酸胀明显减轻，白带色白，量中，无腥味，舌淡红，苔薄白，脉沉，78 次/分。拟活血理气，调经止痛法，养血调经汤加味。熟地 10g、当归 10g、炒白芍 10g、川芎 6g、柴胡 10g、香附 10g、丹参 15g、玄胡 10g、川楝子 10g、杜仲 10g、续断 10g、故脂 10g、益母草 15g，7 剂。

三诊：2007 年 6 月 27 日。月经干净，仍腰部酸胀，无其他不适，舌脉同上，以初诊方加杜仲 10g，14 剂。

四诊：2007 年 7 月 12 日。患者做输卵管造影示：子宫位置、大小充盈正常，双侧输卵管弯曲细长，左侧通，右侧通而不畅。舌脉同前，续服通管汤，30 剂。

五诊：2007 年 9 月 28 日。诉停经 40 余天，伴纳呆，反胃欲呕。尿妊娠试验阳性。B 超提示：宫内早孕。

按语：输卵管阻塞性不孕，多系瘀阻胞宫和湿浊内阻所致。因气滞而血亦滞，血滞可成瘀，气滞血瘀则冲任不通；或炎症阻塞胞络，致输卵管管腔粘连而阻塞不通，精子与卵子不能在输卵管结合，致输卵管阻塞性不孕症。故治以活血化瘀，除湿解毒，消炎通管，使输卵管通畅，则易受孕。家父告诫，散瘀结、通胞络之药物多攻散行窜，且宜久服以求其功，故应时刻以顾护正气为要，适当加用益气养血之品，使祛邪不伤正，即"若欲通之，必先充之"之法。

初诊用通管汤，共奏祛瘀活血、除湿解毒、通络通管之效。二诊时月经已至，用养血调经汤加味以调经止痛。三诊时月经干净，续用初诊方消炎以疏通输卵管，加杜仲以补肾强腰。四诊时输卵管阻塞好转，仍用通管汤治疗，以促其疏通。

案二

张某，女，36 岁，已婚。

初诊：2008 年 3 月 18 日。婚后 14 年余未孕。患者平素月经周期、经期尚正常，经期第 1～2 天左少腹部疼痛及腰部酸痛，末次月经 2008 年 3 月 12 日，量中，色红，有少许血块。白带量多，色黄，无阴痒，纳可，二便调。在当地医院行输卵管造影术检查提示：左侧输卵管积水，右侧输卵管通而不畅。妇科建议手术治疗，患者拒绝，来家父处求诊。舌黯红，苔薄白，脉沉涩，78 次/分。证属湿瘀阻滞。拟活血化瘀，除湿通络法，通管汤加味。昆布

15g、海藻 15g、土茯苓 15g、三棱 15g、莪术 15g、乌贼骨 10g、乳香 10g、没药 10g、煅牡蛎 30g、玄参 15g、黄芪 30g、大贝母 10g、香附 15g、郁金 15g、小茴香 10g、漏芦 15g、穿山甲 5g、王不留行 15g、乌贼骨 15g，7 剂。

二诊：2008 年 3 月 25 日。服上药后，腰部酸痛减轻，但左少腹部仍胀痛，白带量减少，色白，无其他异常，舌淡红，苔薄白，脉沉，68 次/分。上方去乌贼骨，加丹参 15g、玄胡 10g、川楝子 10g，30 剂。

三诊：2008 年 4 月 26 日，诉左少腹部胀痛减轻，腰部不痛，白带量可，无阴痒，舌淡红，苔薄黄，脉沉，66 次/分。复查输卵管造影术提示：双侧输卵管通畅，左侧输卵管积水消失。予二诊方续服 14 剂以巩固疗效。

随诊：2009 年 3 月 28 日。诉服药后怀孕，现已顺产一男婴，母子体健。

按语：输卵管通而不畅及输卵管积水多由急性盆腔炎症未彻底治愈而形成，因胞脉空虚，外邪乘袭，留滞作祟，或内伤七情，气血逆乱，或饮食生冷，气机升降失常，气失宣行，血滞成瘀，阻于脉道，而成积聚。迁延日久，正气内伤，湿瘀内结，阻于胞宫而致。家父认为，治疗以活血通络，软坚散结为主。但证多虚实夹杂，而血气是喜温而恶寒，故以温养通络为重点。

初诊用通管汤消瘀散结，除湿通络，加乌贼骨收摄止带。全方共行活血化瘀，除湿通络，消炎止痛之功。二诊中加丹参活血化瘀；玄胡、川楝子以增加消炎止痛之力，有利于炎症、积水的吸收和消散，改善盆腔充血、瘀阻及慢性瘢痕粘连，达到止痛、消炎之目的，使输卵管管腔通畅，气血流通，通则不痛，诸药配合，标本兼治，故顽疾得愈。

第六节　从脾肾论治排卵功能障碍性不孕症

中药治疗排卵功能障碍性不孕症，是按卵巢周期性变化及其对子宫内膜功能的影响，针对月经周期的变化选用中药，进一步调整"肾—天癸—冲任—胞宫—气血"之间的运转平衡，从而达到调整卵巢功能，治疗不孕症之目的。

一、先去病源，后议种子

排卵是受孕的先决条件，排卵功能与受孕有直接关系。排卵功能障碍性不孕症的辨证应分脾阳虚、肾阳虚、肾阴虚、肾阴阳两虚。家父通过温煦气化，调整肾阴肾阳、偏盛偏衰治疗排卵功能障碍，每获满意疗效。他告之，其中以脾肾阳虚证为多见，此是由于先、后天不足，不能暖胞摄精所致；对于肾阴虚之不孕，以滋阴清热调经为治；对于肾阴阳两虚之不孕，应以阴阳双补为要。

中医学认为，受孕的机制是赖乎脾肾旺盛，真阴充足，气血和顺，络脉通畅。排卵功能障碍与中医学所指的脾肾两脏有关。脾胃为后天之本，气血生化之源，而妇女摄精受孕，以气血为用，冲任为本，然冲为血海而隶属阳明，任主胞胎而系太阴，因此脾胃与妇女胎孕有密切关系；肾藏精，主生殖，是人体生长发育，繁衍后代的根本。所以，家父治疗排卵功能障碍性不孕症重在调理脾肾为主，使气血调和，精气旺盛，邪去正安，经调孕成。

二、调经为先，脾肾双补

因女子不孕与月经不调关系密切，治疗排卵功能障碍性不孕症的重点是调理月经。调脾肾即为调冲任，为治疗不孕症的重要法则。家父认为，治疗当以调经为先，而调经之法，则应疏解郁滞，温补脾肾。《妇人规》曰："调经之要，贵在补脾胃以资血之源，养肾气以安血之室"，故滋补脾肾，不仅可调经，而且治疗不孕症。幼稚子宫、卵巢功能早衰所致之不孕，大多数亦属于此证，治疗以温补脾肾为法。

卵巢由于某些原因导致排卵功能障碍而未排卵，则不能受孕。因此，脾肾充足是排卵的物质基础，调理冲任、气血是促排卵的重要条件，调整脾肾方可促进排卵及受孕。

若脾肾阳虚，水湿不运，聚而为痰为湿，见患者痰湿壅盛，形体肥胖，经量过少，月经后期，闭经，带下而不孕。治以燥湿化痰祛其标，健脾补肾治其本。

三、虚寒用药，平和为期

无排卵型功血或经行后期，或卵巢功能减退的闭经，主要是由于虚和寒所致。虚即精亏血少，经血化源不足；寒即阳虚内寒，寒凝血滞。因此，虚和寒的结果是血海不能按时满盈，致使月经不能按期来潮。

家父认为，因肾是生殖发育的物质基础，胞脉系于肾，而精血之虚和阳虚之寒主要关于肾，所以用补益肾气之法来调整冲任及周期。补益肾气，应以填精补血为主，伍温肾助阳之品，使阳生阴长，水充火足，精血旺盛，则经候如期，不孕可愈。

四、典 型 病 例

案

李某，女，35岁，已婚。

初诊：2003年5月16日。继发性不孕6年余。患者初潮17岁，自初潮起月经每2～3个月1潮，经期5～7天，量中等，色淡红，无血块，伴有痛经、头晕头痛，烦躁多梦，睡眠欠佳，纳差，二便调。曾做输卵管通液检查提示：双侧输卵管通畅。检查基础体温3个月，均为单相型。性激素检查：雌激素水平偏低。末次月经2003年4月12日，5天干净，色红，无血块，伴轻微腹痛及腰痛，无乳房胀痛，舌淡红，苔薄白，脉沉迟，68次/分。证属脾肾亏虚，精血不足。拟滋补脾肾，益精养血法，六味地黄汤加减。熟地10g、山萸肉10g、山药10g、白术10g、覆盆子10g、菟丝子10g、巴戟天10g、当归10g、炒白芍10g、桃仁10g、红花10g、泽兰10g，7剂。

二诊：2003年5月24日。月经未至，头晕头痛及烦躁多梦好转，睡眠改善，纳可，二便调，舌红，苔薄白，脉沉，66次/分。守上方去当归、炒白芍、桃仁、红花、泽兰，加淫羊藿10g、鹿角胶15g、龟板胶15g、紫河车15g、紫石英30g，7剂。

三诊：2003年6月2日。月经昨日来潮，色红，量中等，无血块及腹痛，伴腰痛，小便正常，大便调，舌淡红，苔薄，脉沉，70次/分。予二诊方去鹿角胶、龟板胶、紫河车、紫石英，加杜仲10g、续断10g、故脂10g、益母草15g，7剂。

四诊：2003年7月22日。月经未潮，晨起觉恶心，微呕吐，畏冷等，查尿妊娠试验阳性。

按语：中药治疗卵巢排卵功能障碍性不孕症疗效较好。凡子宫发育不良，卵巢功能早衰者均应从滋补脾肾入手，方能奏效。家父认为，中药有滋肾养血，温阳益气，调理冲任，调经促孕之功效，其对不孕症的功效是通过调整脏腑气血功能，重建月经周期，恢复卵巢排卵功能，促使卵泡发育来实现的。

初诊方中用六味地黄汤滋补脾肾，加白术以健运脾胃；覆盆子、菟丝子、巴戟天以补肾强腰；当归、炒白芍以养血补血；桃仁、红花、泽兰以活血调经，共使脾肾同补，气血调和。二诊时月经未至，加淫羊藿、鹿角胶、龟板胶、紫河车、紫石英血肉有情之品以峻补胞宫，养血益损，补肾温肾，共温煦蕴育卵泡，促使卵巢排卵，对卵巢功能不足起激活排泌作用。三诊时月经来潮，觉腰痛，加杜仲、续断、故脂以补肾强腰；益母草以平补调经。因脾肾得补，月经调和，排卵顺畅，故易受孕。

五、用药体会

家父认为，临床治疗卵巢排卵功能障碍，如肾阳不足、血海空虚、子宫发育欠佳而不孕者，宜在方中加用淫羊藿、鹿角胶、龟板胶、紫河车、紫石英等血肉有情之品，2～4个月为一个疗程，疗效满意。家父云：淫羊藿温补肾阳，使任脉通，督脉固；鹿角胶补督脉之阳，龟板胶补任脉之阴，二药善通任督，峻补肾阴肾阳，有助阳而不刚燥，益阴而不寒腻之妙；紫河车养血调冲助孕；紫石英大补气血，益精助阳。现代药理研究上述药物有促进子宫发育、兴奋卵巢功能、明显提高男女性欲之作用，能收到较理想的效果。

第七节　应用逍遥散治疗经验

家父学术思想的演变和发展分3个阶段：行医早年，尊崇仲景，善用经方；其后法遵东垣，重视脾肾，补先后天；晚年临证，洞悉郁证时行，活用逍遥以应之，加减变化全凭心悟。

逍遥散出自《太平惠民和剂局方》，系由仲师之四逆散演化而来，为肝郁血虚，脾失健运之证而设。肝为藏血之脏，性喜条达而主疏泄，体阴用阳。若七情郁结，肝失条达，或阴血暗耗，或生化之源不足，肝体失养，皆可使肝气横逆，则胁痛、寒热、头痛、目眩等证，随之而起。神疲食少，是脾虚运化无力之故。"神者，水谷之精气也"（《灵枢·平人绝谷》）。脾虚气弱则统血无权，肝郁血虚则疏泄不利。此时疏肝解郁，固然是当务之急；而养血柔肝，亦是不可偏废之法。

逍遥散配伍精当，全方由柴胡、当归、白芍、茯苓、炒白术、炙甘草、薄荷、煨姜组成，前四味对肝，后四味对脾，主治肝气抑郁。方中以柴胡疏肝解郁，使肝气条达为君药。当归之芳香可以行气，味甘可以缓急，其养血和血，理气止痛，为血中之气药；白芍养血敛阴，柔肝缓急，为肝郁血虚之要药；当归、白芍与柴胡同用，补肝体而助肝用，使血充肝柔，共为臣药。肝郁则脾虚，故以炒白术、茯苓、炙甘草健脾益气，使运化有权，气血有源；加薄荷可疏散郁遏之气，助柴胡散肝经郁热；生姜温中和中，且能辛散达郁，共为佐药。柴胡为肝经引经药，与炙甘草同用，可益气补中，调和诸药，为佐使药。诸药合而成方，既补肝体，又养肝阴，气血兼顾，肝脾同调，立法周全，组方严谨，故为调肝健脾，养血和血之名方。

若七情郁结，肝失条达，木郁则土衰，肝病易于传脾，脾虚气弱，则统血无权。肝郁脾虚，统藏失职，则疏泄不利，所以月经不调，经色黯淡，乳房胀痛等。如《叶天士女科》云："月经或前或后，此因脾土不胜，不思饮食，由此血衰，故月经往后；或次月饮食多进，月水又往前矣。"

临床中，家父认为：若经来小腹疼痛，血行不畅者，加桃仁、红花、泽兰以活血通经；若经行先期，量时多时少，色红或紫，经行不畅，加丹皮、炒栀子以凉血清热；若腹痛拒按，时下瘀血块者，加蒲黄、五灵脂以化瘀止痛；若乳房、胸胁胀痛者，加枳壳、乌药、香附、青皮以行气止痛；若腰骶疼痛者，加杜仲、续断以补肾强腰；若小腹疼痛者，加橘核、小茴香以行气止痛；若两胁疼痛者，加郁金、玄胡、川楝子以疏肝止痛。

一、丹栀逍遥散

丹栀逍遥散原名加味逍遥散，系明代薛立斋《内科摘要》载方，即逍遥散加丹皮、栀子而成。因妇人以血为本，血化生气，统摄于脾而藏之于肝，若肝气郁结，血为气滞，常可引起月经不调。若肝郁化火，耗伤阴血，血虚生热，热伤冲任，致火热症状突出，加丹皮泻血中伏火，栀子泻三焦之火，导热下行，兼利水道，二药皆入营血，故治血虚有热之月经先期、月经过多等。《成方便读》张秉成曰："加味逍遥散，治怒气伤肝，血少化火之证。"

案

方某，女，28岁，已婚。

初诊：2009年9月5日。双侧乳房肿块胀痛6年余，加重2个月。2个月前，因与人争吵后疼痛加重，经前尤甚，伴心烦，情绪烦躁，失眠多梦，月经先后无定期，末次月经2009年8月22日，舌淡红，边有瘀点，苔薄黄，脉弦数，78次/分。检查示：双侧乳房外上象限可扪及片状肿块，质韧，可活动，轻度触痛。B超提示：双侧可见混合型肿块。证属肝郁化火，兼有血瘀。拟清热疏肝，活血散结法，丹栀逍遥散加味。柴胡10g、白芍10g、当归10g、茯苓10g、白术10g、丹皮6g、炒栀子6g、赤芍10g、川芎10g、青皮10g、枳壳10g、桃仁10g、茺蔚子15g、橘叶5片，7剂。

二诊：2009年9月12日。诉服药后乳房胀痛减轻，双侧肿块缩小，心烦、情绪好转，但仍难以入睡，纳可，二便调，舌淡红，苔薄白，脉弦，70次/分。予上方去茯苓、赤芍、川芎、桃仁，加五味子10g、炙远志10g、辰茯神15g，7剂。

三诊：2009年9月19日。诉服上方后，失眠、多梦好转，每晚睡6～7个小时，精神尚可，舌脉同前，予二诊方续服7剂。

四诊：2009年9月26日。诉服药4剂，月经按期来潮，量中，色红，有少量血块，无腰、腹及乳房胀痛。B超检查示：乳房未见明显肿块影。纳可，精神、饮食、睡眠正常，舌淡红，苔薄，脉沉，68次/分。予二诊方去五味子、炙远志、辰茯神、茺蔚子、橘叶，加泽兰10g、香附10g、郁金6g、益母草15g，10剂。

按语：乳癖是一种乳腺组织的良性增生性疾病，既非肿瘤，又非炎症。多因情志不畅，肝气郁结，横逆犯胃，致肝胃不和，气机不畅，气滞血瘀，阻于乳络而致癖。其临床表现为乳房胀痛，且有不规则的肿块，多随月经周期变化。《女科经论》曰："大凡乳证，若恚怒，宜疏肝清热。"故治疗以疏肝行气，软坚散结，清热止痛为治法。

家父分析，患者疼痛以胀痛为主，可随经期或情绪变化而加重，肿块有触痛感，经后减轻，伴心烦易怒，失眠多梦等肝郁气滞，化火生热之证，故用丹栀逍遥散为主方，疏肝解郁，清热泻火；加赤芍、川芎、桃仁活血化瘀，软坚散结；青皮、枳壳疏肝健脾，理气化滞；另茺蔚子能疏肝解郁，行气消结，为治本证要药；橘叶味苦性平，理气通络散结而治乳房胀痛。以上诸药共行疏肝理气，散结止痛之效，使气血通畅，肿块消散。二诊因失眠、多梦未缓解，故加五味子上敛心气，下滋肾气；炙远志能通肾气，上达于心，强志益肾；辰茯神能上交心气，下及于肾，养心安神以改善睡眠。因肝郁得解，冲任得调，血脉流通，疏泄功能恢复正常，故月经按时而下。

本例患者既患乳癖，又患月经不调，二者呈相关性，从现代医学角度看，均为内分泌失调所致。从中医学角度看，均为肝气郁滞，脾虚失运，气血瘀滞所致，故遵循异病同治的原则，予以疏肝理气、活血化瘀之法，不但乳癖消失，月经不调亦随之而愈。

家父特别强调，应保持愉悦的心情，平和的心态，遇事不要过于急躁；饮食以清淡为主，尽量少饮酒，少吃辛辣刺激、肥甘食物；多参加体育锻炼，每两年做一次乳腺体检，这样可以减少乳腺增生的发生与发展。

二、黑逍遥散

黑逍遥散（《医略六书·女科指要》）即逍遥散加地黄，治逍遥散证而血虚较甚者。若血虚而生内热者，加生地黄；血虚者，加熟地黄，功能疏肝健脾，养血调经。主治肝脾血虚，临经腹痛等。

案

潘某，女，18岁，未婚。

初诊：2010年8月10日。月经先后无定期3年余。患者13岁初潮，因学习压力大，情绪不舒，致经行不畅，先后无定期，量较少，经前乳房及少腹胀痛，两胁疼痛，末次月经2010年6月15日。伴心烦，胸闷不舒，精神抑郁，时欲叹息，头晕，面色苍白，纳差，二便调，舌淡，苔薄白，脉弦虚，62次/分。证属肝郁脾虚，气血虚弱。拟疏肝健脾，养血调经法，黑逍遥散加味。当归10g、炒白芍15g、柴胡10g、茯苓10g、白术10g、炙甘草10g、熟地10g、西党参15g、黄芪30g、郁金10g、香附10g、丹参15g、益母草15g、7剂。

二诊：2010年8月17日。家长代诉服药后，昨日月经来潮，量少，色黯，有较多黯血块，小腹及乳房轻微胀痛，情绪较前好转，头晕减轻，觉胃脘部饱胀不适，纳差，二便调，舌淡，苔薄白，脉弦涩，64 次/分。予上方去炙甘草、西党参、黄芪，加桃仁 10g，红花 10g，泽兰 10g，7 剂。

三诊：2010 年 8 月 24 日。患者诉月经 1 周干净，无腰、腹及乳房胀痛，精神及情绪明显好转，纳可，二便调，舌脉同上。予上方续服 14 剂。

四诊：2010 年 9 月 16 日。家长代诉月经按月而至，量中，无任何不适，遂停药。

按语：月经周期时提前、时延后 7 天以上，连续 3 个周期以上者，为月经先后无定期。多为气血虚弱，气滞血瘀，冲任紊乱，脾肾亏虚所致。家父指出，因怒伤肝，肝郁失疏，不能条达，"胞脉系于肾"，肾虚封藏失司，致冲任失调，月经紊乱。《傅青主女科》曰："肝郁则肾亦郁，肾中水火太旺或火旺阴亏是月经先期的主因；肾之或通或闭，是经期或先或后的原由。"

患者因学习压力大，致肝气郁结，影响气血。气为血之帅，气行则血行，气郁则血滞，故方中以黑逍遥散疏肝理气，解郁安神；加西党参、黄芪健脾益气；郁金、香附疏肝解郁，经血畅通，消除因量少而致的腹痛；丹参、益母草养血调经。服药后月经刚至，但瘀血较甚，故加用桃仁、红花、泽兰活血化瘀，养血调经。全方以疏肝理气，养血化瘀为治疗大法，故肝郁缓解，气血得补，疼痛消失，月经按期而至。

第八节 子宫肌瘤治验

子宫肌瘤是女性生殖系统最常见的良性肿瘤，多发生于 30～50 岁生育期妇女。此病与中医学中的"石瘕"极为类似。《灵枢·水胀》中记载："石瘕生于胞中，寒气客于子门，子门闭塞，气不得通。恶血当泻不泻，衃以留止，日以益大，状如怀子，月事不以时下。皆生于女子，可导而下。"此病的主要表现为妇人小腹内部扪之有块状物，伴胀满疼痛，其块坚结不散，推之不移，有形可征，痛有定处。其势"日以益大，状如怀子。"由于病在血分，故"月事不以时下"也是本病的特征之一。据中医学"不动为癥，可动为瘕"的概念，此病古代医学文献虽多以"瘕"命名，但实属癥证和积证。

子宫肌瘤的成因多由经期、产后寒气客于胞宫，或因饮食劳倦，房劳损伤，以致脏腑失和，气血乖逆，瘀血阻滞络脉，渐积而成。由于其主要病机是瘀阻络脉，故《内经》提出"可导而下"的治疗原则。古代多以桂枝茯苓丸或大黄䗪虫丸为主方（方见《金匮要略》）。家父根据"坚者削之"、"结者散之"、"留者攻之"、"血实者宜决之"等治疗法则，经过长期临床治验，认为此病当以活血化瘀、温经散寒为要；与此同时，理气通络亦为必用之法。盖"血病气不能独化，气病血不能独行"，"气行则血行，气滞则血滞"，"血气者喜温而恶寒，寒则泣不能流，温则消而去之"。据此理论，家父应用自拟化瘤汤加减。当归尾10g、赤芍10g、桃仁10g、红花10g、三棱10g、莪术10g、法半夏10g、生卷柏30g、夏枯草15g、半枝莲30g、白花蛇舌草30g。

若气滞甚或月经期前腹胀痛加香附、川楝子、荔枝核以行气；血瘀偏重或月经期，重用益母草至30g；加水蛭以收搜恶血；丹参以增强活血效能；痰湿较重，重用法半夏、茯苓以利湿化痰，祛痰散结；恢复期或经后选用养血益气健脾之法，用八珍汤加减调理以善后。

案一

刘某，女，31岁，已婚。

初诊：1987年7月10日。发现子宫肌瘤半年余。患者诉半年前，体检发现子宫肌瘤。月经周期、经期正常，白带量中，无其他不适，伴面色萎黄，身体消瘦。B超检查提示：子宫肌瘤，约7.7cm×3.8cm大小。舌质淡红，无苔，脉弦涩，68次/分。证属气滞血瘀，痰气交阻。拟活血行气，消痰散结法，化瘤汤加味。当归尾10g、赤芍10g、桃仁10g、红花10g、三棱10g、莪术10g、柴胡10g、川楝子10g、法半夏10g、生卷柏30g、夏枯草15g、半枝莲30g、白花蛇舌草30g、昆布30g、海藻30g，25剂。

二诊：1987年8月5日。患者无明显不适症状。B超检查提示：子宫肌瘤消失。但病妇仍面黄肌瘦，纳食不佳，舌淡，无苔，脉沉弱，62次/分。后用归脾汤调理而愈。

按语：肿瘤之成，不外气滞、血瘀、痰湿。家父对此证逐之以桃红四物之类，理之以柴胡、川楝子之类，消之以昆布、海藻之类，且又守方不移，除恶务尽，竟使有形之积块化为乌有。

方中当归尾、赤芍、桃仁、红花祛瘀生新；三棱、莪术行气止痛，又能助破瘀通经除恶血；柴胡、川楝子疏肝止痛；法半夏祛痰散结；生卷柏破血逐瘀；夏枯草清郁降火；半枝莲、白花蛇舌草防癌抗癌；昆布、海藻散结消肿。诸药配伍，活血通络、理气止痛、化瘀散结，使患者气行络通，瘀祛新生，肌瘤渐消。二诊时肿块消失，气血亏虚，用归脾汤补养心脾，调理善后。

案二

沈某，女，36岁，已婚。

初诊：2002年3月2日。子宫肌瘤5年余。患者顺产2次，剖宫产1次，月经7/32天，量中，色红。末次月经2002年2月18日，量少，色黯，有少量血块，无乳胀，伴腰部酸痛，小腹胀痛，四肢乏力，全身疲倦，精神欠佳。白带量多，色黄，小便正常，大便一日1行。B超提示子宫肌瘤，约4.6cm×

6.8cm 大小。妇科检查示：子宫后倾如核桃大，偏右。舌淡红，苔薄白，脉沉涩，70 次/分。证属肝郁血瘀，拟调肝消瘀法，逍遥散合失笑散加味。柴胡10g、当归10g、炒白芍10g、茯苓10g、白术10g、玄胡10g、川楝子10g、小茴香10g、杜仲10g、续断10g，7 剂。

二诊：2002 年 3 月 10 日。诉服药后精神好转，无疲倦，四肢乏力等，腹痛减轻，仍腰痛，白带量多，色黄，二便调，舌淡红，苔薄白，脉沉弦，72次/分。上方去玄胡、川楝子、小茴香，加昆布10g、海藻10g、桃仁10g、红花10g、乌贼骨15g，10 剂。

三诊：2002 年 3 月 20 日。月经昨日来潮，色红，量中，有少许血块，无腹痛及腰痛，白带减少，色白，自觉脘腹胀满，纳呆，二便调，舌淡红，苔黄腻，脉沉，68 次/分。予二诊方去乌贼骨、当归、炒白芍，加厚朴10g、焦楂10g、神曲10g、炒谷芽30g、炒麦芽30g、益母草15g，7 剂。

四诊：2002 年 4 月 1 日。月经干净后诸症减轻，但小腹又疼痛，纳增，白带量中，色白，小便调，大便结，3 日 1 行。妇科检查示：正常。舌淡红，苔薄黄，脉沉涩，75 次/分。予三诊方去厚朴、焦楂、神曲、炒二芽，加麻仁10g、血竭10g、三七10g，14 剂。

五诊：2002 年 4 月 16 日。服药后无明显不适，精神好转，无腹胀，腹痛，纳可，白带量少，色白，二便调。B 超提示：子宫肌瘤消失。舌淡红，苔薄白，脉沉，72 次/分。予四诊方续服 14 剂。

按语：子宫肌瘤，乃冲任二脉失调，气滞血瘀所致，治当以调冲任、化瘀血为主。依据症、舌、脉表现，该患者属于肝气不调，瘀血内阻之肿块，故治以调肝化瘀消肿。在治疗过程中，症状极为复杂，主方不变，随症加减，肿块渐消，因根深蒂固，只有缓缓图之。

方中用逍遥散活血养血调肝；合失笑散活血化瘀消癥，兼以行血破气，软坚消积，相辅而行。"妇人以肾系胞，产则劳伤肾气。"因腰为肾之外府，产伤致肾虚腰失所养而见腰痛，故配杜仲、续断以补肾益精，强腰壮骨。全方肝肾同治，效果满意。二诊时正气恢复，故加昆布、海藻、桃仁、红花以增强行血破气，软坚消积之力；乌贼骨收摄止带。三诊时纳差，故加厚朴、焦楂、神曲、炒二芽以消食导滞；益母草活血化瘀。四诊中加入麻仁润肠通便；血竭行瘀止痛，其性偏于行；三七活血化瘀，性能行亦能止，二药合用，加强行瘀定痛之功。

家父告知，治疗本病，生卷柏为必用之品，而且用量宜重。《本草备要》中记载："卷柏生用破血通经，治癥瘕淋结。"此药虽有破血之功，但药性较为平和。家父恒用至 30g，亦从未见有任何不良反应。故此药实为妇人癥瘕之要药。

另外，子宫肌瘤为慢性病，疗程一般较长。在其较长的治疗过程中，经前以补气养阴为主，重于通络；经期重于活血，兼固冲任；经净后以消肌瘤为主，使肌瘤逐渐缩小，甚至消失，这在用药时也必须加以注意。包块已消或十消八九，而患者有正气不支之势，则应改投调气养血，健脾和胃以培其正气。古人所谓"大积大聚，衰其大半而止"是也。此外，由于本病疗程较长，故鼓励患者坚持不间断的服药也是决定治疗成功与否的重要一环。

第九节　盆腔炎诊疗经验

盆腔炎是妇科常见病，指女性内生殖器官及其周围结缔组织、盆腔腹膜等部位所发生的炎症，炎症可在一处或多处同时发生。按其部位不同，可分别称为子宫炎（包括子宫内膜炎和子宫肌炎）、附件炎（包括输卵管炎和卵巢炎）、盆腔组织炎及腹膜炎等，四者常同时存在，属中医的"妇人腹痛"、"癥瘕"等妇科病范畴。

急性盆腔炎主要表现为少腹痛、腹胀、腰酸、带下异常，甚者可见下腹部肿块、压痛、发热等。在治疗上主张标本兼顾，急则治标，缓则治本，多采用清热、利湿、解毒之法，能有效控制症状，减少局部充血、水肿与渗出，使气机通畅，冲任和调。

慢性盆腔炎是由于急性盆腔炎延误诊治或治疗不彻底，湿热或湿浊邪毒未尽，停滞下焦，与瘀血互结，引起输卵管、卵巢及腹膜间的粘连、瘢痕及输卵管堵塞等，以致脏腑功能失常，气血失调，冲任受损。若迁延不愈，瘀滞日久，经脉不通，则可形成粘连或包块。西医治疗该病急性期虽可控制，但对慢性期病变疗效不佳。病人自觉腹部隐痛或阵痛，尤其在经期前后，感到腹部胀痛、腰腿痛、白带异常等，而且大多数人因此患不孕症及其他兼症，其中最常见的是月经不规则或痛经，而调经也是中医治疗慢性盆腔炎的主要方法。

家父认为，湿、热、瘀为其主要病因，治疗当采用清热利湿，活血化瘀为法。常用自拟连翘败酱汤加减治疗。连翘24g、败酱草30g、蒲公英15g、金银花15g、鱼腥草30g、土茯苓15g、苡仁15g、赤芍10g、三棱6g、莪术6g、甘草10g。

方中连翘味苦性微寒，散一切血结气聚，为消肿散结之要药；败酱草清热利湿，并有良好的抑菌作用；蒲公英、金银花清热解毒；鱼腥草对湿热内蕴之带下病效果尤佳；土茯苓甘淡性平，《本草正义》谓其"利湿去热，能入络，搜剔湿热之蕴毒"；苡仁清热渗湿，排脓止带；赤芍、三棱、莪术活血化瘀，通络散结；甘草调和诸药。以上诸药合用，共奏清热利湿，活血化瘀之效。

若急性发作加紫花地丁 30g 以解毒消炎；下腹疼痛明显加玄胡 10g、川楝子 10g、乳香 10g、没药 10g 以活血止痛；腰部胀痛加桑寄生 15g、杜仲 10g 以强腰止痛；气滞夹有瘀血者，加丹参 15g 以活血化瘀；气虚加西党参 15g 以补脾益气；反酸加五味子 10g 以收摄止酸；肝脾肿大加醋制鳖甲 10g 以软坚散结；苔黄厚腻者，加厚朴 10g、枳壳 10g 以消食行气；经期小腹疼痛、血流不畅者，加泽兰 10g、桃仁 10g 以活血行滞。

案一

刘某，女，42 岁，已婚。

初诊：2004 年 6 月 5 日。慢性盆腔炎 10 余年，加重 1 年。患者 13 岁初潮，周期、经期正常，量少，色黯，有紫血块。曾间断用中、西药物治疗，效果欠佳。1 年前因情绪不好，小腹疼痛加重，伴乳房胀痛，末次月经 2004 年 5 月 12 日。带下量多，色黄，质黏稠，有腥味，二便调，舌红，苔黄腻，脉弦数，72 次/分。证属湿热蕴结，气滞血瘀。拟清热利湿，化瘀散结法，连翘败酱汤加味。连翘 24g、败酱草 30g、蒲公英 15g、金银花 15g、鱼腥草 30g、土茯苓 15g、苡仁 15g、赤芍 10g、三棱 6g、莪术 6g、甘草 10g、广木香 10g、小茴香 10g、荔枝核 10g，7 剂。

二诊：2004 年 6 月 13 日。诉月经今日来潮，小腹刺痛较前减轻，量中，色红，有少量血块，伴经前乳胀、腰痛，舌淡红，苔薄黄，脉弦，66 次/分。予上方去三棱、莪术、广木香、小茴香、荔枝核，加桃仁 10g、红花 10g、香附 10g、杜仲 10g、益母草 15g，7 剂。

三诊：2004 年 6 月 20 日。诉月经 7 天干净，现小腹部有轻微刺痛，无腰痛及其他不适，白带量减少，色白，质稀，无腥味，二便调，舌淡，苔薄白，脉细，68 次/分。予二诊方去香附、杜仲、益母草，加生蒲黄 10g、炒五灵脂 10g，10 剂。

四诊：2004 年 7 月 2 日。诉小腹部及腰部无疼痛，一般情况好转，纳差，小便可，大便结，3 日一行，舌淡红，苔薄白，脉沉，72 次/分。予三诊方去生蒲黄、炒五灵脂，加焦楂 10g、神曲 10g、麻仁 10g、炒扁豆 15g，15 剂。

五诊：2004 年 7 月 18 日。月经于 2004 年 7 月 11 日来潮，无明显不适，舌脉同前，嘱续服四诊方 15 剂。后随诊未复发。

按语：慢性盆腔炎是以络脉损伤为基础，以气血瘀阻为特征，以脏腑功能障碍如疼痛、月经不调、带下、不孕为临床表现的一系列病证，具有迁延难愈，复发率高的特点。家父认为，本病多由湿热、湿毒之邪与气血互结，蕴阻胞脉、胞络，致气血瘀滞，阻滞气机，不通则痛，久则内结成癥所致。

湿热互结，与血相搏，伤及脉络，则月经不调，气血凝滞，瘀血阻滞，壅结阻遏而成肿块。

初诊用连翘败酱汤清热解毒，化瘀消肿；加广木香、小茴香、荔枝核辛味药走窜通络，引药直达病所。全方清热利湿，解毒化瘀，促邪外出，毒去热清，气血瘀滞得以消散，兼能利湿消肿止痛。二诊时，正值经期，加桃仁、红花、香附、杜仲、益母草以增强活血化瘀，强腰止痛之功。三诊时，因小腹刺痛，故加用生蒲黄、炒五灵脂直抉厥阴之滞，理气行滞，化瘀通络。因气滞不行，血瘀内停，非用此甘温行血破血之剂，不能攻逐瘀血，软坚散结。四诊时，腹痛、腰痛等症状好转，但脾胃虚弱，中病即止，则加焦楂、神曲、麻仁、炒扁豆以温补中土，健运中阳，使正气恢复，湿热不再复发。整个治疗过程中，综合了清热、利湿、解毒、活血、祛瘀、扶正等多法并施，使热除、湿清、毒解、瘀祛、脾健，则顽疾除。

案二

邱某，女，30岁，已婚。

初诊：2008年7月10日。慢性盆腔炎4年余。患者诉4年前因宫外孕破裂，行腹腔镜手术，术后小腹部隐痛不适，一直用中、西医药物治疗，效果不显。经人介绍来家父处就诊。现症见：性情急躁，左小腹部胀痛，白带量多，质稀，色白，饮食、睡眠可，二便调，舌黯红，苔薄白，脉弦涩，72次/分。证属肝气郁结，瘀血阻滞。拟行气疏肝，化瘀止痛法，连翘败酱汤加味。连翘24g、败酱草30g、蒲公英15g、金银花15g、鱼腥草30g、土茯苓15g、苡仁15g、赤芍10g、三棱6g、莪术6g、甘草10g、益智仁10g、金樱子10g、乌贼骨15g，7剂。

二诊：2008年7月18日。诉服上方后，小腹部疼痛明显减轻，白带减少，无阴痒，烦躁减轻，纳增，二便调，舌淡红，苔薄白，脉弦，70次/分。拟上方去益智仁、金樱子、乌贼骨，加生地15g、沙参15g、当归10g、北枸杞10g、麦冬10g，7剂。

三诊：2008年7月25日。诉服药后，小腹部无疼痛，白带量中，色白，无其他不适，舌脉同上。嘱上方续服30剂。

随诊：2009年6月10日随访，未再复发。

按语：妇女以血为用，平时多见血虚，因气血失调，湿毒乘虚内侵，积于胞宫，损伤冲任二脉及脏腑功能，以致蕴而生热。其主要表现为小腹和腰部坠胀性疼痛，偶尔可有低热，有时伴肛门坠胀不适，在月经前后、性交后，或劳累后，症状会更加明显。其远期后遗症有慢性盆腔痛、性生活不适、下消化道症状、不孕等。家父分析，患者因输卵管炎症引起粘连、阻塞、不通致小腹部胀痛，遵从"不通则痛，痛则不通"的原则，加重理气活血、消炎通络药物，疏通炎症粘连。

初诊用连翘败酱汤清热解毒，消瘀散结；加益智仁、金樱子、乌贼骨收摄止带。全方共使气血瘀阻得通，疼痛自消。二诊中症状减轻，但肝阴不足，加用一贯煎滋养肝阴以治本，以祛邪为辅，兼有补益作用，使瘀化热清，湿祛而病愈。守方续服，药后痛消，诸症差除。

家父认为本病多因经期产后胞室空虚、不洁性生活、用纸不洁或房室所伤、防范不慎，外邪乘虚而入，日久邪气结聚胞室，留滞下焦，阻碍气血运行，形成湿、热、瘀留而不去，客于冲任，冲任损伤，致使气滞血瘀，聚而不散，虚实夹杂而发为本病。治疗应辨病与辨证相结合，整体与局部相配合。中药具有清热解毒，活血化瘀作用，促进血液循环，改善组织营养，降低毛细血管通透性，减少炎症渗出，有利于抑制结缔组织增生，促进炎性病变吸收。

第十节　周容华养生之道

75年的人生风雨，60载的中医历程，家父对中医和养生有着深刻的认识和独到的领悟，由此成就了他对中医药事业的卓越贡献。

家父已至耄耋，仍面色红润，精力充沛，声音洪亮，走路挺拔。他性格开朗，喜爱运动，兴趣广泛。他认为养生应当注重心身健康，知足常乐与兴趣广泛是心理健康的基础；良好的生活习惯，节制饮食与适度运动是身体健康的保障。他每天上午坐诊，常常要接诊数十位患者，精神矍铄，充沛的体力和饱满的精神令人称羡。人们见到他时，常问及他如何能健康长寿以及自己养生保健的经验体会。他说要谨遵中医传统养生之道，调适精神，饮食有节。即为遇事不怒，静以养心，淡泊名利。他认为养生先养心，心养寿则长。

曾国藩有一句家训："花未全开月未圆"，主张要为养心留有余地。弦不能绷得太紧，太紧易断，不偏执，不极端，以宽松的心情度过每一天。他起居有常，生活规律，充足睡眠养神。坚持早睡早起，保证每天8小时睡眠，中午午睡1小时，晚上一般不熬夜。他认为不会休息便不会工作，因此每当工作繁忙，起居时间难免不规律时，便小睡片刻，因而他总能保持最佳的精神状态。他说睡觉如充电，几十年养成了这个习惯。

家父总结出以下几点养生经验：

1. 调适精神　就是要保持心胸开阔，心情舒畅。家父常说：中医理论有七情五志，任何一种情绪波动过度，都会对人体造成损害，所以有"忧伤肺、喜伤心、思伤脾、怒伤肝、恐伤肾"之说。比如"思伤脾"，即思虑过度，脾气郁结，久则伤正，运化失常，出现食少纳呆、消化不良等症，人常会变得面黄肌瘦。了解到情志过极的危害，在生活中就要注意调摄心理。他常说，最重要的是"不以物喜，不以己悲"，保持心情平和，就可以预防疾病的发生。

《内经》云："恬淡虚无，真气从之，精神内守，病安从来。"家父认为养生应与德、仁相辅相成，是道德品质、气质修养、文化水平、经验阅历的集中体现。事实上，正确地待人待己，热爱本职工作，讲究生活质量，这不仅是做人做事的基准，也是养生防病的前提。道德修养对于养生的意义是第一位的，因为德乃福之基也，无德者无福也无寿；思想无干扰，崇尚自然健康。所以一直以来，他对待任何病人总是和和气气的，无论受了多大委屈都能正确对待，加以化解。

家父常说人的一生难免遇到烦心之事、不平之事，如遇可怒、可气之事要"行怒而心不怒，怒而不动气"。肝为刚脏，怒气伤肝，最易动气，引起肝阳偏亢、肝气郁结、肝风内动等，极易引起其他脏腑产生病变。如遇可怒之事，有怒即发，不要隐忍，但心里不要动真气，怒后便罢，要谦虚谨慎、光明磊落，善以待人、以德行医。

其实发怒并不完全是坏事，倒是一种排遣、释放不良情绪，促使心理平衡的方法。不良情绪会导致体内毒素的形成，不利于健康；通过发怒，排遣不良情绪，便可达到心理平衡。但发怒要讲究一个度字，适度是好事，超越了度就成坏事；如不能掌握度，越发怒，心境越恶劣，感情冲昏理智，气血逆乱，后果不堪设想。如肝火内盛，不加以排遣，就像短路的马达一样会被烧坏。肝气郁积造成肝火内盛，就有可能造成中风、心绞痛、心肌梗死，也会影响食欲。肝气、胃气这些无形之气便可形成有形之病。

他常说，人生要有四心，心地善良、心态平和、心胸开阔、心情愉快，以谦虚的姿态为人处世。对人和事要从容不迫，忙则多错，凡事留一点余地，有耐力把路走好；遇事不急、不气、不怒，礼让才能享受人生，健康快乐、有滋味地生活。

家父胸襟宽广，尊重同道。一些患者经多名医师诊治，多种方法治疗均无效，后求治于他而愈。他不把功劳归于自己，更不指责前面的医师，而是说前面的医师为他铺了路。因为前者的治法、用药为他提供了参考。他仔细琢磨后，处方用药，方才获效。

他乐观通达，老而弥坚，把常做善事当成一种乐趣、享受。以善为本的人，情绪比较稳定，压力比较小，大脑中枢神经和内分泌系统调节正常，各脏器充分发挥生理功能，血液循环畅通无阻，从而能提高人体免疫系统功能。

2. 热爱工作 家父以医为乐，孜孜不倦，旁人总以为太辛苦，而他却乐在其中。他诊务劳碌，每天上午专家门诊，年轻人都常抱怨辛苦，但他从无怨言，在忙碌之中享受着快乐。他处处以孙思邈的仁术为榜样，医生治病，就是要"先发大慈恻隐之心，誓愿普救含灵之苦"，全心全意为病者服务。

他从未刻意追求养生，但在行医60年中，长期繁忙的医疗工作使身体也得到极大的锤炼，至今仍工作在临床第一线，身体健康，活动灵便，五脏安泰。所以，他认为工作也是一项运动，蕴藏着无穷的乐趣，在工作中得到快乐，在快乐中获得健康。

家父认为，医者的养生基础是为病人服务，为病人服务是最大的快乐，从这个快乐中能够获得身体和心理两方面的健康。每当治好一个难病宿疾，内心就会感到非常愉悦，即使工作再忙，也不感到疲劳，这实际上也是很好的养生之道。

他认为养生除了坚持体力活动外，也要多进行脑力活动，适宜地动脑，脑细胞会更发达，脑力更强，寿命也更长；反之，懒于动脑，脑子会发生退行性改变。《灵枢·海论》曰："脑为髓海。"科学家们发现，平时勤于用脑的人，脑血管经常处于舒展状态，脑神经细胞得到良好的保养，大脑不会过早衰老。

他曾经深情地对患者说："作为一名普通医生，要为继承、发展、创新中医事业尽一份力，我要感谢自己的职业，是它让我知道如何平等、真诚地面对每一个生命，是它让我理解活着就是一种美丽，是它让我懂得了平凡就是幸福，懂得了只有把患者放在心中，才能最大限度地去实现自己的人生价值！"

3. 饮食有节　就是要讲究平衡，不偏食，不过量。"节"是节制、节律，饮食质和量太过或不足，饮食无定时，均可谓之不节。他主张荤素搭配，粗细结合，瓜果相伍，低脂低糖，五谷杂粮，都要摄取。中医讲"五脏化五谷"，同时也有"五味入五脏"之说。酸入肝，甜入脾，咸入肾，辣入肺，苦入心。比如酸养肝，但摄入过多，则肝气过旺，气克脾土，脾胃就会受到损伤。辛辣过多则会上火，过度饮酒，易导致酒精性脂肪肝，因此要讲饮食平衡，五味调和，特别是多食用蔬菜、水果、杂粮。

家父在饮食上从来不挑剔，每日早餐吃饱，午餐吃好，晚餐吃少。饮食不过量，"八分饱"即可。许多人过度饮食，甚至暴饮暴食，高脂肪、高热量，不运动，营养物质积存，血脂自然就高上去，也容易发展成脂肪肝。应常吃家常便饭，平时饮食清淡，多吃青菜豆腐，不嗜辛辣生冷，不吃宵夜。他认为老年人胃肠功能减退，吃得过饱会使胃肠负担加重，"饮食自倍，肠胃乃伤"，应当"食无求饱"。

他不吸烟，偶有饮酒，但从不过量。偶饮名茶如普洱茶、铁观音茶，因茶可以醒神清头目，消食下痰气，止渴利小便。

4.适量运动　家父认为生命在于运动，运动就是保养，生命不止就应该运动不息。晋代葛洪《抱朴子》有养生格言云："故治身养性谨务其细，不可以小益为不平而不修，不可以小损为无伤而不防。凡聚小所以就大，积一所以至亿，若能爱之于微，必成于著。"葛洪的养生格言概括四个字——"防微杜渐"。

他年轻时弛张有度，常习球类、跑步等运动。步入老年后，慢走成了他最主要的保健活动。他认为，行走无病可以防病，有病促进病愈；可以促进代谢、降低血脂，增强心脏功能；可改善肾区血液循环，加强代谢产物的排泄；可增强胃肠蠕动，改善消化功能；可调节神经活动，使人心旷神怡。行走锻炼，简而易行，是锻炼身体的极好方式。但他不赞成老年人过度运动，因为激烈的运动会加重心脏负担，既紧张又耗体力，对老人的身心都不利。

家父经常对我们讲，如果人体缺乏必要的体力活动，机体内气血的运行就会迟缓而不通畅，蕴积的体内毒素就会危害身体健康。长期缺乏运动的人，食欲不振、精神萎靡、头昏心悸、倦怠乏力、失眠多梦等症状就会接踵而至，所以中医理论有"久卧伤气、久坐伤肉"之说。

生命在于运动，运动则可延年。他提醒我们，在锻炼时要注意三个方面，一是贵在坚持，要有耐力和毅力，不能三天打鱼，两天晒网。二是要把握好运动量，运动量过小，效果不显著；运动量过大，对老人或病人不适宜。三是要循序渐进，不能急于求成，否则将适得其反，达不到强身目的。

家父说养生很简单，平常生活中顺应自然，生活有序；修德养心，淡泊明志；身脑勤动，防微杜渐。他告诉我们，良好的生活习惯就是养生的真谛，即以自然之道养自然之身，以豁达之理养恬淡之心。他一生虽未刻意追求养生，但中医养生之道已渗透在他生活的点点滴滴之中。

光阴荏苒，岁月沧桑。如今他已是七秩高龄，虽然年事已高，但他仍然心系他终生挚爱的中医事业，心系他为之奉献毕生精力的众多病员。他经历了从乡村郎中到名老中医，这不仅是他那一代老中医人的人生缩影，而且也浓缩着半个多世纪中医药事业的发展历程。时光流转，如今已是古稀之年的他似乎已悟透人生：人生如白驹过隙。他常说："吾生有涯，而知也无涯，我最大的愿望就是能在有限的时间里为中医药事业的发展尽一份绵薄之力。"

第十一节　干峙三妇科学术思想初探

干峙三先生，字洪钟，号建鼎，余川镇干仕村人，生于1901年，卒于1975年，享年74岁，为鄂东名医。其出生于中医世家，曾祖干东里，精通医术，著《长沙歌括》，名驰遐迩；祖晓嵩、父竹庵，俱以医鸣世，至峙三而益精其术。其从小就天资聪颖，勤奋好学，耳濡目染使干峙三酷爱中医，有志继承家学，加之勤奋笃学，在长辈的教诲影响下，学习中医经典，精勤不倦。其毕业于梅川镇高等小学堂，成绩优良，后因家贫无力升学，遂从父学医。其刻苦攻读医书，孜孜不倦，在其父"学医必精，为医必仁"思想的影响下和"医生必须要懂药，要识药性，会认药，知药味，一尝便知是对是错"的教导下，他12岁开始随父识药辨病、出诊理症、背诵汤头本草，研读中医典籍，积累了丰富扎实的中医和中药学知识，为日后济世活人奠定了坚实的基础。2年后，他正式悬壶在家乡应诊。4年后，因屡起沉疴，医名渐噪，方圆数县慕名求诊者日增。

干氏祖传中医，受家学熏陶，随父辈悬壶济世，在行医50余年中救人无数，而美名远扬。诊病时，往往不需患者先诉病情，通过望、闻、切诊之后，每能说出患者之症状如何，病在何处，令人惊服。其治病，凡贫困患者，多不取资；延诊者，不论白天黑夜，严寒酷暑，总是随接随去，急病人之所急，深受广大人民所爱戴。

在国民党统治时期，鄂东挺进军总指挥程树芬，鄂东专员程汝怀，保二旅旅长王丹侯，广西部队团长韦介百等，有病辄延其诊治。程树芬驻罗田三里畈时，患病延医多人，疗效不佳，遂派一勤务兵牵马至广济，请干骑马出诊。诊毕，详细分析病情，了如指掌，并指出前医所用诸方，惟一童姓医生之药有效，程为之首肯者再。居数日，病即愈。归时，程酬以银洋一百块，并命人抬轿搭红相送，至县城梅川，又鸣放鞭炮以炫耀之，观者无不称赞。至他富贵之家延诊者，亦多车轿迎送，厚其报酬，故有"有钱接洪钟，无钱接德风（干的堂叔，亦为中医）"之说。其实，干家自其曾祖以来，对本村之贫困患者，不但不取分文，有时还施送药物，延其出诊者，总是随接随到，仁心仁术，实属可嘉。

在抗日战争时期，他赞成共产党"团结抗日"之主张，许多革命领导干部如赵辛初、张体学、干鹄等，也常请其治病。在敌人残酷围剿时，干鹄同志曾多次藏其家中，以避敌人耳目。

1964年6月，干氏受湖北省委、省政府委托，带着家父赴省城武汉市，为时任湖北省张体学省长诊治，与北京四大名医之首施今墨老先生共议病情。经过详细的辨证论治，理法方药，张省长服药1剂病情减轻，服药3剂症状全消失，服药7剂痊愈。张省长非常感激，要调干氏赴武汉市工作，被他婉言谢绝了。在武汉看病期间，为省、市四大家领导及各部门负责人治病30余人，疗效均很理想，获得上级领导一致好评，载誉而归。师徒俩回到广济县后，张省长致电广济县委、县政府、县人民医院，感谢干氏的神奇医术！

新中国成立后，干氏从 1952 年开始在广济县人民医院工作，诊务日益繁忙，每天诊治数十人，工作认真，态度和蔼，深受广大人民爱戴。曾任县政协委员，医院门诊部主任。他对中医事业非常关心，先后带学徒 20 余人，对学生学习要求甚严，传授技术精细，为广济县培养了一批中医后继人才。他对学生学习要求从严，传授技术从细，常给学生们讲："学医之难，难在持之以恒；学之以专，熟读牢记，功到自然成。"他告诫学生，医乃仁术，学医就是要造福广大人民，只有理论没有临证仅是纸上谈兵，必须要深入实践，不能成为空中楼阁，否则有悖于《内经》中"医家之宗"的名号。其对中医药学造诣颇深，所编《临证医案精华》、《血证辨证论治》、《医学教材 52 卷》等书稿在"文革"中被毁，现有部分医案存世，对指导临床有一定价值。另著有《长沙药性赋歌括》一书，将他多年临床经验的心得公之于众，希望能惠及更多的医师与患者，彰显干氏仁心济世之情。该书因简明扼要、指导性与实用性强，事迹载入《湖北名医传》。

一、学 术 渊 源

其学术渊源，主要是以《内经》理论为指导。如他对女子月经生理及不孕症的阐述，即遵《素问·上古天真论》云："女子七岁肾气盛……二七而天癸至，任脉通，太冲脉盛，月事以时下，故有子"的理论为依据。

又如，根据《类经》云："阴阳交媾，胎孕乃凝，所藏之处，名曰子宫。"子宫为奇恒之腑，能藏能泻。月经后至月经前以及妊娠期为藏而不泻；经期与分娩期则表现为泻而不藏，而这种藏泻功能是以肝肾所藏之精血为其物质基础，并通过冲、任、带、胞脉、胞络，依赖于肝肾的调节。干氏常说，女子的经孕是以精血为物质基础。因肝藏血，肾藏精，两者之间可以相互资生，共同成为月经的物质基础，主宰人的生育功能，肝肾对女子经孕起重要作用。因此，干氏是遵循《内经》理论为指导来阐发经孕病因病理，且在辨证立法上也不离此旨。

其次，干氏在学术上博览群书，采撷众长，对后世医家著述，亦兼学并收，合伤寒温病为一体，融攻破补养于一炉。其对唐容川所著《伤寒论浅注补正》、《金匮要略浅注补正》两书钻研极深，对唐氏注释之中心大意了然于心，重要之处亦能背诵。其学生每问及仲景原文某一句应如何理解，他即指出，此句在该书第几篇第几页第几条中，唐氏注释如何解释，查看原文，悉如其言。虽至晚年，尚能记忆不忘。

二、学 术 经 验

干氏注重辨证医治，对外感温热病以卫气营血辨证为主，内伤杂病则以脏腑辨证为主。他对内、妇、儿科无不娴熟，尤对妇科有独到之处。

（一）经带胎产重在调理气血

经络以冲任为主，冲任与督脉同起胞中，下出会阴，一源而三歧。冲脉与生育密切相关，古有"十二经之海"、"血海"之称，其隶于阳明，是以阳明水谷盛，则冲脉之血亦盛；任脉为"阴脉之海"，主管全身阴经而主胞胎。干氏认为，因冲任二脉为经脉之海，外循经络，内荣脏腑，阴阳和平，则经依时下；若内伤冲任或外邪客胞，则可导致妇科疾病。

李时珍在《本草纲目》中说："女子，阴类也，以血为主。"女性具有生育子女的特点，因此，她在解剖上有胞宫，生理上有月经、产、育、哺乳等现象，而经、孕、产、乳皆以血为用。脏腑为气血生化之源泉，经络乃气血运行之通道，是以脏腑无病，经络通畅，则月事以时下，自无经、带、胎、产诸疾。

干氏常说，血为水谷精微所化，生化之源在于中焦脾胃。血中含有的营养物质，循环运行于脉道之中，以奉养全身，若女子血虚则不能种子生育。

经者血也，血与气配，血随气行，气顺则经血运行正常，所以调经必先养血，以及调气。因女子以肝为先天，肝气条达则气血流畅，月经按期而至。

（二）月经病以肝脾肾为核心

女子生理上与肝脾肾关系密切，病理上多受其影响，主要表现在肝脾肾三脏及冲任二脉功能失调。因肝藏血，脾统血，肾藏精，精血相生，肝肾同源，三脏经脉均起于足循股内侧，其中肝之经脉环绕阴器，属肝络胆，布胸走胁肋，乳头为其所辖；脾之经脉属脾络胃，循乳房下行，又为水谷之海，化生精血；肾藏元阴元阳，为先天之本，《难经·三十六难》认为"右肾为命门，男子以藏精，女子以系胞"，能调节溢蓄正经脉气。

叶天士在《临证指南医案》中云："女子以肝为先天。"因肝藏血，主疏泄，且冲脉附于肝，关系甚切，冲为血海，全身脏腑化生的血除濡养周身以外，皆藏于肝，其有余部分下注血海而为月经。血量之多寡，周期之长短，有赖肝气之调节。肝为血脏，功能是贮藏和调节全身血量。冲为血海，任主胞胎。冲任隶属于肝肾，肝血充实，疏泄有度，冲任和谐充盈，任脉通，太冲脉盛，则女子经带胎产正常而无恙。干氏分析，若肝失疏泄，则血流失其常度，血为气滞，而影响经期等的变化，致月经后期、闭经、痛经、妊娠呕吐、口苦等；若肝血不足，分布全身的血液不足，妇科亦出现月经过少、闭经、不孕、妊娠病变等；若阳气偏亢，则易患妊娠综合征、妊娠子痫等。

脾乃统血之脏，主运化，有输送水谷精微及运化水湿之功能。脾病所表现的病理变化也主要表现在统血、运化诸方面功能失常。干氏认为，若肝脾受伤，冲任失资，则肝失所藏，气失调畅，血失所统，脾失健运，致妇科疾病丛生。如闭经之因虽多，但总使肝脾受损，以致脾不生则肝无藏，化源绝则经不通。若脾虚化源不足，气血虚弱，致月经延后、闭经等证；脾气虚弱，气血无统，冲任失固，致月经先期，绝经后复潮；脾气不健，寒湿不化，下注胞宫而阻塞冲任，气血受阻则痛经。

肾为先天之本，为真阴真阳寄居之所，肾中阴阳，又是生殖的基本物质。肾主藏精、主生殖的功能与女性的生理特点有密切的联系。因此，干氏常说，肾脏的健康与否是关系到妇科疾病的主要方面。若阴阳失调致经孕异常，阴阳调和则冲任自通。

（三）辨证求因，标本分明

对于中医治疗月经不调所致的不孕症，干氏告之，应首先通过望闻问切，把握客观实际，辨明阴阳表里和虚实寒热。问病不大其详，审证但求其要。所以在诊断月经不调时，干氏强调，必须详细了解其经期是否规则，经带的颜色、质量、气味等是否异常，生育情况和治疗效果如何，然后通过脉诊而做出准确判断，再确定治疗原则。其次，应注意脉因证治的一致性。

辨证施治是诊断和治疗的结合，有了正确的诊断，但不能明辨药性，胡乱投药，必不能达到预期的疗效，甚至会适得其反。因此，八纲统率于阴阳，而药性总括于寒热，分别阴阳，然后再根据病位的表里上下和病情的虚实确定。最后，局部的特殊性须与机体的整体性相结合。干氏告诫，在治疗妇科月经不调及不孕症时，不应局限于盆腔的局部症状，而必须注意到全身整体情况，以及整体和局部的关系。因此，在治疗时必须以"治病必求其本"为原则，以整体观念和辨证论治为前提，异中求同，同中求异，随证化裁，方可药到病除。

三、学 术 特 点

干氏少即存济世活人之心，立志继承传统岐黄之术，勤学好问，精研经典医著，勤求古训，博采众方，实践经验丰富，屡屡治愈奇难杂症。

（一）强调辨证

中医治病之难，难在辨证。辨证不准，虽是灵丹妙药，亦无济于事。干氏临证，必四诊合参，细心诊察。由于辨证准确，所以疗效显著。如 1935 年秋，该地霍乱流行，值邻村陈某，患霍乱已濒于危，吐泻交作，四肢厥逆，冷至肘膝，奄奄一息，皆云无救。干氏诊其脉象沉伏而数，苔黄而干，口渴饮冷，泻出物色黄气臭。他认为此乃湿热霍乱，虽见厥逆，实乃内真热而外假寒，所谓"热深厥亦深"是也。于是令将患者卧于竹床之上，置阴凉处，急用人参白虎汤加青蒿、枳壳、白芍、枇杷叶之属，服 1 剂后病势明显减轻，服 3 剂后诸症悉除。

（二）临床治疗，注重脾胃

脾胃在五行属土，万物土中生。脾胃为后天之本，气血生化之源，对人的生命和健康关系极大。在病理情况下，调理脾胃，尤为重要。《内经》云："有胃气则生，无胃气则死"。干氏告之，注重脾胃是治疗杂病的关键手段；脾胃功能恢复的程度，是决定疾病预后的标志。在常见虚劳病中，五脏虚损均可将补脾土作为主要的治疗措施。如心肝脾三脏虚亏之证，均可补脾土而使气血阴阳调达致三脏虚损得到改善；肾之阴阳不足犹可补后天之脾土，以治先天之亏乏，所谓"补后天以资先天"；肺金亏损更应"培土生金"。干氏在临床上用调补脾胃之方药主要是四君子汤、六君子汤、补中益气汤等。对李东垣补脾阳与叶天士养胃阴之法，无不掌握娴熟，运用灵巧。曾治一刘姓男孩，6岁，患水肿年余，反复发作，西医诊断为慢性肾炎。住院3次，均未能治愈，后延请干氏诊治。证见：全身水肿，食欲不振，精神疲惫，面色苍白，四肢不温，小便少，大便溏，便后脱肛，舌淡，苔白，脉沉迟，68次/分。他认为病由脾肾阳虚，不能化气行水，治宜温暖脾肾但侧重于脾，先用附子理中汤加利尿药，服4剂后，肿势全消。继用黄芪建中汤以善后，连服20余剂，诸症消失，小便化验各项指标均已正常。随访年余，未见复发。

（三）妇科之病，重点在"郁"

干氏认为，妇科疾病的病因、病机最主要是一个"郁"字。妇女较男子性格多内向，且生理特点又不同，因此最易生"郁"。郁而伤肝，气机不利，则诸病丛生。《内经》云："郁极乃发，遇时而作"。妇女月经期是郁证发作的时机，每遇面色晦黯、经期腹痛、胁肋胀痛、乳房作胀，前后阴坠胀，经色、量异常，经水淋漓或经闭，月经先后无定期，逆经等，皆无不因肝经气、血、痰、火、湿等郁结有关。气郁日久，为滞、涩痛；血郁为瘀而成癥瘕；湿郁而成肿胀带下；火郁致血不行常道而出现倒经等。临床只要辨别"因郁致病"、"因病致郁"这一发病机制，运用疏肝解郁法对症治疗，每获良效。他在临床上常用疏肝解郁方剂有：逍遥散、柴胡疏肝散、越鞠丸、二陈汤、四物汤等方，用药灵活。如周某，女，29岁，婚后10余年未孕，平素性情急躁易怒，月经不规则，周期20天，经前乳房胀痛，经色略红，量少，腰及小腹胀痛，牵引两胁下掣痛，精神抑郁不乐，舌淡红，苔薄黄，脉弦数，88次/分。此证为长期情志不遂，导致肝气郁结，郁久生热，故月经先期。治法为疏肝解郁，养血调经，方用丹栀逍遥散加香附、川楝子、玄胡、茺蔚子，服药3剂，胀痛诸证消失。月经干净后，有少量白带时下，仍以原方加覆盆子、丹参、菟丝子、金樱子，再服5剂，另吞服四制香附丸1周。随访，月经能按期来潮，诸证悉除，5个月后怀孕，分娩时顺产一子。

干氏对妇科疾病的治疗有独到之处。治疗月经病，特别重视治疗时间。

他对月经病患者要求，月经来潮时治疗 1 次，月经干净后治疗 1 次，如有乳房胀痛时亦治疗 1 次。其治乳房胀痛以逍遥散加减；月经来潮时以四物汤加减；月经先期以丹栀逍遥散加减；月经后期常用温经汤加减；月经干净后，以调补肝肾为主。在用药上，治乳房胀痛常用茺蔚子；月经来潮时常用益母草。

（四）治疗血证先辨寒热虚实

血证的治疗应重视辨证求因。在辨明寒热虚实的情况后，再确定治疗原则。干氏反对见血止血的旧习，认为过早的使用凉血止血和收敛止血药，极易导致离经之血不除而成瘀滞之弊。曾治一女性患者，咳血 20 余天。证见：咳痰黏稠，呈腥臭味，痰中夹有大量血丝，手足心热，两颧发红，舌绛，苔薄白，脉象细数，86 次/分，诊为阴虚火旺，灼损肺络。拟滋阴清肺，止咳化痰法，药用生地 9g、白芍 6g、丹皮 5g、银柴胡 5g、天冬 6g、沙参 6g、川贝6g、旋覆花 5g、甘草 3g、桔梗 5g、海浮石 5g、制鳖甲 9g、冬瓜仁 6g，共服药 4 剂，诸症全愈。

（五）博采众长，融贯古今

历代医家之书，由于学派不同，观点不一，往往各抒其说，故读书不可拘泥于一家之言，必须采撷众长，聚千狐之腋以成裘，书为我用，方为可贵。干氏治疗外感病、杂病尊崇仲景，治温热病尊崇叶天士，此外对唐容川、喻嘉言、王士雄、陆定圃等各家之长均有所取。如患者胡某，患慢性肾炎，干氏用清代陆定圃之《冷庐医话》中的黄芪糯米粥（黄芪 120g、糯米 30g），仅服药 5 天，水肿全部消退，疗效十分显著。

以上所谈，为笔者学习之一得，拙笔有限，不能尽撷其精华，谬误之处，在所难免，敬请同道斧正。

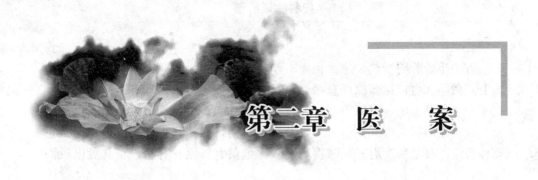

第二章 医　案

月经先期

案一

吴某，女，30岁，已婚。

初诊：1996年9月8日。月经提前而至3年余。患者14岁初潮，月经提前3年余，经色紫红，量少，乳胁时胀，伴腰部坠胀，夜时盗汗，两颧发赤，头昏痛，小腹部时有经脉掣动，夜寐不安，舌质红，无苔，脉象弦软而数，76次/分，末次月经1996年8月25日。证属阴虚水不涵木，肝阳过旺，虚火灼血。拟滋阴养血、柔肝息风法，一贯煎合二至丸加减。生地、白芍、旱莲草、钩藤、龟板（先煎）各15g，当归、女贞子、山萸肉、枸杞子、川楝子各10g，10剂。

二诊：1996年9月20日。复诊诉月经较上月提前7天，症状较前有所好转，舌淡红，苔薄白，脉弦数，78次/分。依上方续服10剂。

三诊：1996年10月19日。月经按期而潮，量少，色红，余症已愈，惟觉腰胀下坠，舌脉同上，此系肾虚精亏所致。依上方去钩藤、龟板，加阿胶、龟板胶、鹿角胶各10g，以滋补肾精，并嘱其长服六味地黄丸。后月经按期而至，随访至今，病未复发。

按语：《傅青主女科》曰："先期而来多者，火热而水有余也；先期而来少者，火热而水不足也。倘一见先期之来，俱以为有余之热，但泄火而不补水，或水火两泄之，有不更增其病者乎！"家父分析，本例属肝肾阴虚，血热肝旺。虚热迫血先行，故经期超前而至；肝肾阴虚，源泉不充，故量少；阴虚生内热，内扰心神，故睡眠不安，夜间盗汗，两颧发赤；水不涵木，经脉失养，虚风内动，故头昏痛，小腹经脉掣动；腰胀下坠是为肾虚所致。舌质红无苔，脉象弦数而软，是肝肾阴虚血热之象。治以滋阴养血、柔肝息风之法。

方中生地养阴清热，凉血止血，能补肾中虚损之真阴；当归、白芍养血柔肝，敛阴和血；钩藤凉肝息风；龟板滋肾阴而潜浮阳，且有退热之功；女贞子、旱莲草、山萸肉滋养肝肾，以充经血之源；枸杞子滋养肾阴；川楝子行气疏肝止痛。全方共使肝肾得补，虚热自清，水能涵木，则风自灭，病祛则经自调。月经后改用三胶四物汤及六味地黄丸以滋补肾精，善其后以巩固疗效。

案二

刘某，女，16 岁，未婚，学生。

初诊：2006 年 10 月 20 日。月经提前 1 年余。患者 13 岁初潮，开始 1 年余，周期先后不定。2005 年 1 月开始，月经先期而至，每次提前 10 余天，量少，色黯，有少量血块，伴腰痛，无小腹胀痛，舌淡红，苔薄黄，脉弦滑，80 次/分，末次月经 2006 年 10 月 12 日。证属阴虚内热，冲任不固。拟养阴清热，固摄冲任法，二地汤加味治疗。生、熟地各 10g、地骨皮 10g、生白芍 15g、黄芩 6g、旱莲草 10g、川续断 10g、生牡蛎 15g、山药 10g、乌贼骨 15g，7 剂。

二诊：2006 年 10 月 28 日。诉腰痛减轻，白带增多，色淡黄，无阴痒，舌淡红，苔薄白，脉沉细，74 次/分。拟上方加益智仁、金樱子各 10g，15 剂。

三诊：2006 年 11 月 13 日。月经按期来潮，乳房胀痛，无小腹及腰痛，经量中等，色淡红，有少许血块，舌淡红，苔薄白，脉弦滑，78 次/分。证属肝气郁结。拟疏肝理气法，逍遥散加味治疗。当归 10g、白芍 10g、柴胡 10g、郁金 10g、茯苓 15g、白术 10g、玄胡 10g、川楝子 10g、益母草 15g，7 剂。

按语：月经先期是青春期女性常见疾病，严重者影响患者生活、学习及身心健康，多见于月经初潮的 1～2 年中，由于精神过度紧张，剧烈体育运动，嗜食辛辣煎灼之品，过度劳累，致血海蕴热而发病，肾虚是该病发病之根本。家父告知，这些患者往往体质较差，即所谓"先天不足"。依据朱丹溪提出的"补阴泻阳"学说，拟方以补先天肾水之不足，泻有余之阳邪，使阴平阳秘，血海安宁而达到补肾调经之效。

本例属阴虚血热、冲任不固引起的月经先期，家父认为应补充髓海，调补冲任，使精充肾气盛，血充经自调。治以养阴清热、固摄冲任为法，先以二地汤加味。方中生地滋阴清热凉血；熟地养阴补血；地骨皮泻肾火，清骨中之热；生白芍养血柔肝；黄芩苦寒入血分，凉血清肝热而不伤正；旱莲草滋养肝肾之阴以清热；川续断入血分又具有止血作用；生牡蛎既能育阴清热，又能收涩止血；山药健脾，以增强脾阳运化水湿的功能；乌贼骨收摄止带。全方共使水足而火自平，阴生而阳自秘。二诊时白带较多，加益智仁、金樱子收摄止带。三诊时月经按期而至，又出现肝郁气滞之症，改用疏肝理气之逍遥散加味。当归、白芍养血柔肝；柴胡疏肝；郁金辛苦性寒，主入血分，行血之中兼行血中气滞，为血中气药；茯苓、白术健脾和胃；玄胡、川楝子疏肝行气止痛；益母草理气活血以调其善后。

案三

刘某，女，22岁，未婚。

初诊：2007年8月22日。月经提前半年余。患者既往月经正常，初潮12岁，5/22～23天，量较多，色紫，质稠且有血块，经前腹胀痛，腰痛，心烦急躁。近半年来，月经先期而至，每次提前10余天，末次月经2007年8月12日，量多，色红，白带量中，色淡黄，大便2～3日一行，舌淡红，苔薄黄，脉弦滑，90次/分。证属血热气滞，热迫血行。拟清热凉血，理气调经法，清经汤加味治疗。地骨皮10g、生白芍15g、青蒿10g、黄芩6g、乌药6g、木香10g、川楝子10g、玄胡10g，7剂。

二诊：2007年9月13日。诉服药后月经今日来潮，量中，色鲜红，无血块，无腹痛、腰痛，大便2日一行，舌淡红，苔薄白，脉沉细。守上方加益母草15g，7剂。

按语：正常月经周期为28～32天，如提前10天以上称为月经先期。家父认为本病的发生，主要由于平素嗜食辛辣油煎食物或郁怒伤肝引动肝火，以致血分蕴热。因为冲为血海，任主胞胎，冲任二脉与月经密切相关，热伤冲任，血热妄行，则月经先期而至。因肝郁气滞为妇科病的主因之一，情志贵在调节，气机贵在调理，治疗强调疏肝解郁，从肝论治。

本病月经提前10余天，量多，色紫，质稠有血块，属于实热迫血妄行，故月经先期而量多。血为热灼，故见质黏稠而有块。冲任有热，可以影响心肝两经，故见心烦急躁，腹胀痛及腰痛为气滞所致。结合舌质淡红，脉弦滑，辨证为血热气滞。治以清热凉血，理气调经，用清经汤加减。方中地骨皮、生白芍清血热而平肝；青蒿养阴清热且能清肝；黄芩清血分实热；乌药性温，可温固下焦元气，善行三焦气机，治疗寒凝气滞而致的痛经，《开宝本草》载："乌药主中恶心腹痛……妇人血气"；川楝子、玄胡行气疏肝，反佐以辛温之木香行气止痛，防其苦寒太过。全方共使清热泻火，凉血调经之功。

月 经 后 期

案

陈某，女，28岁，已婚。

初诊：2006年9月15日。月经2个月余未潮。患者平素月经正常，14岁初潮，3～4天/28～30天，量中，色红，夹有少量血块，末次月经2006年6月28日，经期3天，量中，后服用中药及口服黄体酮片均未来潮，尿妊娠试验阴性。现自觉头昏，眼花，口唇淡白，心慌，腰部酸胀，四肢乏力，口淡，多涎，白带量多，色白，纳可，尿频，大便调，舌淡红，苔薄白，脉沉弱，62次/分。证属脾肾两虚型。拟滋补脾肾，佐以通经法。白术10g、芡实10g、茜草10g、枸杞子10g、山萸肉10g、女贞子10g、柏子仁10g、益智仁10g、桑螵蛸10g、菟丝子10g、续断10g、故脂10g、泽兰10g、佩兰10g，7剂。

二诊：2006年9月23日。诉服上方3剂后，月经来潮，色红，量中，有少许血块，伴腹痛，无腰痛，舌淡，苔薄白，脉沉细，68次/分。上方去续断、故脂，加玄胡10g、川楝子10g，7剂。

三诊：2006年10月2日。诉月经干净，无腰痛及小腹痛，头昏、心慌、四肢乏力好转，口淡、多涎减轻，白带量减少，色白，质清稀，舌淡，苔薄白，脉沉，78次/分。守二诊方续服14剂以善后。

按语：月经2个月余未至，且未怀孕，为月经后期。家父认为，患者头昏、眼花为肾虚水不涵木之象；水不济火，则为心慌；脾虚湿浊壅滞日久则出现口淡、多涎；脾主四肢，脾虚则四肢乏力；脾华在唇，脾虚则唇色苍白；脾虚湿浊下注，则白带量多；腰为肾之外府，肾虚则腰酸胀；肾与膀胱相为表里，肾虚则尿频。故治宜脾肾双补。

方中白术、芡实健脾固涩，摄精止带；茜草调经养血，化瘀通经；枸杞子甘温，填精补髓；山萸肉酸温滋肾益肝；女贞子滋肝肾之阴而不腻；柏子仁养肝血，安心神；益智仁、桑螵蛸收摄止带；菟丝子、续断、故脂补肾壮腰；泽兰活血调经；佩兰芳香化浊，全方共使脾肾同补，佐以通经，故收效甚佳。二诊时小腹疼痛，加玄胡、川楝子以行气止痛。后对症加减用药，以巩固疗效。

月经过多

案

田某，女，32岁，已婚。

初诊：2010年3月18日。月经量多5年余。患者初潮15岁，10/28天，月经量多，色红，有少许血块，伴头晕，眼花，神疲乏力。末次月经2010年3月5日，月经量多夹血块4天，色红，伴小腹轻微胀痛，无腰痛，舌淡红，苔薄白，脉沉涩无力，64次/分。证属气不摄血，拟补气养血，止血化瘀法。西党参15g、白术10g、茯苓15g、炙甘草10g、生地炭10g、当归10g、炒白芍10g、炒蒲黄10g、丹皮炭10g、茜草炭10g、扁柏炭10g、玄胡10g、川楝子10g，7剂。

二诊：2010年3月25日。诉服药2剂后，月经干净。现小腹部无胀痛，白带量中，色白，伴头晕，目眩，心慌，四肢乏力，纳差，舌淡红，苔薄白，脉沉细，68次/分。证属气血两虚，拟补气养血法，八珍汤加味。熟地10g、当归10g、炒白芍10g、川芎6g、西党参10g、白术10g、茯苓10g、炙甘草10g、黄芪30g、光山10g、焦楂10g、神曲10g、桂圆肉10g，10剂，水煎服以善其后。

按语：月经过多为月经的周期、经期基本正常，月经量较常量明显增多者，又称"经水过多"。其主要病机是冲任不固，经血失于制约，证候有虚有实，有寒有热。而月经的色、质、舌脉以及伴随症状则是辨证的关键。本病以经血量多为主证，若质清稀、色淡，多属气虚；质黏稠、色鲜红或深红，多属血热；紫黯有块，伴经行腹痛者，多属血瘀；质稀、色淡黯，伴腰膝冷痛者，多为虚寒。家父分析：因"久病必虚，久病必瘀"，故在治疗中特别强调辨证与辨病相结合，"虚者补之，瘀者散之"，治宜益气固冲，祛瘀止血。

初诊方中西党参、白术、茯苓、炙甘草益气健脾；生地炭凉血止血又有养血之功；当归、炒白芍补益气血，固冲束宫；炒蒲黄化瘀止血；丹皮炭止血兼以活血；茜草炭凉血止血又活血；扁柏炭止血而不留瘀；玄胡、川楝子疏肝行气止痛。全方共使补气摄血，活血散瘀，止痛止血之效。二诊用八珍汤加用补气养血之黄芪、光山；健运脾胃之焦楂、神曲；补养心神之桂圆肉调理以善其后。

月经过少

案一

黄某，女，23岁，已婚。

初诊：1982年5月20日。月经量少3年余。月经周期正常，量少，色红，无血块，末次月经1982年4月22日。患者平素身体虚弱，面黄肌瘦，常觉头昏，心悸，腰部胀痛，舌淡红，无苔，脉沉弱，66次/分。证属肝肾不足，冲任亏虚。拟滋补肝肾，养血调经法。当归、白芍、香附、枸杞子、制附子、桃仁、红花各10g，熟地、肉苁蓉、覆盆子、益母草各15g，川芎、肉桂各6g，3剂。

二诊：1982年5月23日。诉月经来潮，量少，色黯红，无血块，觉头昏，四肢乏力，腰部酸胀，舌淡红，苔少，脉沉弱，64次/分。予上方去桃仁、益母草，加补骨脂、白术各10g，龟板胶、鹿角胶、西党参各15g，黄芪30g，3剂。

三诊：1982年5月26日。诉月经量较前稍多，色稍红，无血块，全身情况转佳，舌脉同上，继服二诊方30剂。

随诊：1983年6月18日随访，告知月经已能逐月而潮，经量正常。

按语：《景岳全书·妇人规》曰："血枯之与血隔，本自不同……凡妇女病损至旬月半载之后，则未有不闭经者。正因阴竭，所以血枯。枯之为义，无血而然，故或以羸弱，或以困倦，或以咳嗽，或以夜热，或以食欲减少，或以亡血失血。及一切无胀无痛，无阻无隔，而经有久不至者，既无非血枯经闭之候。"据上理论，家父认为经闭之治，或以虚冷而补，或以滞论而攻。

方中四物汤养血活血，调理冲任；肉桂、制附子温壮元阳，祛寒破阴；枸杞子、肉苁蓉、覆盆子暖肾补肝；香附辛散苦降，芳香走窜，归肝经以理气开郁；桃仁、红花通经活血；益母草养血调经而不滞。全方共使肾阳温，肝血足，冲任实，地道通则月经循常。二诊时月经来潮，但体质虚弱，故加补骨脂益气滋阴补虚，补督脉及诸阳气；龟板胶偏于补阴，鹿角胶偏于补阳，两胶合力，沟通任督二脉，益精填髓，有补阴中包涵"阳中求阴"之义；西党参、白术、黄芪大补元气，使气能养血，气旺自能生血，则心脾肝肾得以滋养，冲任亦能调和，故月经循常。

案二

郑某，女，45岁，已婚。

初诊：2006 年 5 月 15 日。月经量少 3 年余。患者自述于 3 年前行刮宫术后，月经量少，瘀血块多，末次月经 2006 年 5 月 1 日。惟觉腰部酸痛，小腹胀痛，白带稍多，质稀，色淡黄，无阴痒等，纳可，二便调，舌淡红，苔薄白，脉沉细而涩，62 次/分。证属肾虚血滞。拟补肾活血调经法，予养血调经汤加减。熟地 15g、当归 10g、炒白芍 15g、川芎 6g、柴胡 10g、香附 10g、丹参 15g、杜仲 10g、续断 10g、故脂 10g、菟丝子 10g、淡大云 10g、乌贼骨 15g、益母草 15g，7 剂。

二诊：2006 年 5 月 23 日。诉服上药后，仍腰部酸痛及小腹胀痛，白带减少，色白，小便可，大便调，舌淡红，苔薄白，脉沉细，64 次/分。予上方去故脂、菟丝子、乌贼骨加桃仁 10g、红花 10g、枳壳 10g，7 剂。

三诊：2006 年 6 月 3 日。诉月经今日来潮，量中，色黯红，有少许血块，无腰部酸痛及小腹胀痛，舌脉同上。予上方续服 30 剂。

随诊：2007 年 5 月 10 日随访，诉经上方调治后，月经周期正常，按时来潮，经期 7 天，经量尚可，白带不多，无腰腹疼痛等。

按语：患者腰酸为肾虚，疼痛为血滞。脉沉细为肾虚，涩而有力为血滞。家父告诫，脉症为虚实并见，治疗当攻补兼施。补肾不碍于血滞，活血不碍于肾虚，故兼而治之。

方中熟地、当归、炒白芍、川芎补中有行，活中有养，通治血证百病；柴胡、香附、丹参养血活血；杜仲、续断、故脂、菟丝子、淡大云补肾强腰；乌贼骨收摄止带；益母草活血调经。全方补肾活血，滋养冲任，经自如期。二诊时腰部及小腹胀痛，为瘀血积于内，不通而痛。清代名医张山雷谓："血色紫瘀，成块成片者，当用行滞消瘀之法。"加桃仁、红花、枳壳三药合用行气活血，化瘀止血，治此症疗效尤佳。因气血不足，冲任虚损，平素宜调补气血，使冲任充盛，胞宫经血按时满盈溢泻，以复其常期。治疗半月后，月经始来。三诊时因患者年龄较大，接近绝经之期，故经色黯红，夹杂血块，因虚中夹实，故调理疗程较长。

痛　经

案一

刘某，女，35 岁，已婚。

初诊：2006 年 8 月 10 日。经行腹痛 5 年余。平素月经 7/30 天，量多，色红，有较多血块，经期小腹疼痛，难以忍受，甚则晕厥，曾口服中药治疗效果不显。末次月经 2006 年 7 月 24 日，经期腹痛 3 天，色黯红，夹有血块，伴胸胁胀满，小腹疼痛剧烈，恶心呕吐，白带量多，色黄，味腥，无阴痒，舌黯红，苔薄黄，脉弦滑，88次/分。证属血虚肝旺，气滞血瘀。拟养血疏肝，理气化瘀法，四物汤合金铃子散加味。熟地10g、当归10g、炒白芍10g、川芎6g、甘草6g、柴胡10g、香附10g、丹参15g、玄胡10g、川楝子10g、金樱子10g、益智仁10g、苡仁30g、益母草15g，7剂。

二诊：2006年8月17日。诉服药后，白带量减少，色白，无阴痒，舌淡红，苔薄黄，脉弦细，80次/分。予上方去金樱子、益智仁、苡仁，加乌药10g，7剂。

三诊：2006年8月25日。诉昨日月经来潮，今日量开始增多，色红，无血块，无明显腰腹疼痛，无胸胁胀痛，舌淡红，苔薄黄，脉沉，74次/分。守二诊方续服14剂。

按语：痛经一证，指妇女在行经前或经期下腹剧烈疼痛，不能耐受，而且影响正常生活与工作。临证需辨证求因以治其本，因病有虚、实之不同，故有"不通则痛，不荣则痛"之说。家父告之，临床以实证为多见，常见情志因素所致的肝气郁结，气滞不能运血，致气滞血瘀，痰湿阻络，气机不通，不通则痛，故经行小腹胀痛；经血壅滞，行而不畅，致血色紫黯，或凝为血块，瘀血实证治宜活血化瘀通络，行而通之；寒证宜温而补之；热证宜清而通之。虚证多肾虚、气血虚导致胞宫经脉失养，经脉不荣，不荣则痛，治宜益气养血温经，补而通之，此即是"若欲通之，必先充之，气血充沛，脉道满盈，则运行无阻，通则不痛矣"。若虚中夹实者宜补中有通。

方中四物汤活血调经；芍药、甘草酸甘并用，为柔肝、解痉、止痛之剂，《本草崇原》云："坚积为病，则或疝或瘕，芍药能调血中之气，故能治之，止痛者，止疝瘕之痛也"，《神农本草经》亦曰："芍药主治邪气腹痛，且除血痹寒热，疝积瘕聚……"；柴胡、丹参、益母草理气养血调经；香附入气分，行气中之血；玄胡入血分，行血中之气，增强活血行气，祛瘀止痛之效果；川楝子增强活血行气、祛瘀止痛之功；金樱子、益智仁、苡仁收摄止带，全方共使气血得调，血脉得通，瘀去痛止。二诊中加用乌药，因其性温，温固下焦元气，行三焦气机，以增强行气活血止痛之功。服药后月经来潮，血脉得通，腹痛消失，继服14剂以巩固疗效。

案二

刘某，女，20岁，未婚。

初诊：2010年5月10日。经行腹痛3年余。平素月经4～6天/28～30天，量中，色鲜红，经期腰腹痛，经前乳房胀痛。末次月经2010年4月18日，6天干净，量中，色淡红，夹杂少量血块。患者性情急躁，易发脾气，右胁肋部胀痛，纳可，二便调，舌淡红，苔薄黄，脉涩，70 次/分。证属肝郁气滞，寒凝血瘀。拟疏肝解郁，活血散寒，缓急止痛法，逍遥散合芍药甘草汤加减。当归 10g、炒白芍 15g、柴胡 10g、香附 10g、茯苓 10g、白术 10g、郁金 10g、丹参 15g、小茴香 10g、甘草 10g，10 剂。

二诊：2010 年 5 月 20 日。昨日月经来潮，量中，色红，仍有少许血块，乳房轻微胀痛，无腰腹疼痛，舌淡红，苔薄白，脉沉，70 次/分。予上方去茯苓、白术、甘草，加熟地 10g、川芎 6g、泽兰 10g、艾叶 6g、益母草 15g，5 剂。

三诊：2010 年 5 月 26 日。诉无其他不适，嘱再服初诊方 1 个月，忌食生冷辛辣之物，勿激动，调节情绪，随诊无经期腹痛及乳房胀痛发生。

按语：痛经在临床上比较常见。主要症状为两侧少腹或小腹正中隐痛，甚或剧痛，或刺痛，痛处不移，或伴腰酸、腰痛。其病机为脏腑功能失调导致血瘀，同时瘀血又是病理产物，病久正虚血瘀，瘀血入络，着于腹部而缠绵难愈。若血结于局部，久则病灶周围组织增厚变硬而成癥瘕；瘀血不祛，新血不得归经，而致痛经。家父认为，腹痛有虚、实、寒、热。经前乳房胀痛多有气血不畅、肝气郁结、素体肝肾不足或因人流手术创伤等导致冲任损伤，胞宫藏泻功能异常以致瘀血留结于下腹，瘀阻冲任、胞宫、胞脉、胞络，影响气血运行，经脉失养所致。临床多采用行气活血、软坚散结之法治疗。

首诊用逍遥散合芍药甘草汤酸甘化阴，以缓急止痛。方中当归、炒白芍补血活血，温经通络；柴胡、郁金、香附疏肝理气，散结止痛；茯苓、白术健脾，调理气机；丹参活血化瘀；小茴香温经散寒；甘草调和诸药。全方共奏理气活血，温阳止痛之功效。二诊月经期加用养血活血之药，熟地、川芎、泽兰、艾叶、益母草活血化瘀调经，以达瘀去痛止之效。家父告之，中医治病，应重视标本虚实，亦注意饮食调理。先贤有训："凡经行之际，大忌寒凉等药，饮食亦然。"同时兼顾情志因素，若郁在情志，则当以情志调理以治之；若郁在气血，当以有形之药，分气血以疗之。

案三

向某，女，38 岁，已婚。

初诊：2011 年 10 月 2 日。经行腹痛、月经量多 3 年余。患者诉每次经期小腹疼痛难忍，间断加重，影响工作。昨日月经来潮，量多，色黯，有血块，伴乳房胀痛。妇科检查：子宫正常大小，中后位，活动受限，后穹窿有结节，右侧可扪及一囊性肿块，触痛明显。B 超检查：子宫大小约 64mm×44mm×60mm，形态尚规则，右侧卵巢见一个 42mm×38mm 圆形液性暗区，内见散在小光点，壁厚。提示：右侧卵巢囊肿。舌黯红，苔薄白，脉弦细，74 次/

分。证属气滞血瘀，瘀阻胞络。拟活血化瘀，理气通络法，养血调经汤加减。熟地10g、当归10g、炒白芍10g、川芎6g、柴胡10g、香附10g、郁金10g、丹参15g、生蒲黄10g、炒五灵脂10g、枳壳10g、益母草15g，7剂。

二诊：2011年10月9日。诉月经干净第2天，小腹疼痛减轻，经量减少，乳房胀痛减轻，伴纳差，精神疲倦，大便溏，舌淡，苔薄白，脉弦，70次/分。守上方去柴胡、郁金、丹参，加杜仲10g、续断10g、故脂10g、西党参15g、白术10g，10剂。

三诊：2011年10月20日。诉精神明显好转，纳可，小腹部及乳房无胀痛，二便调，舌淡红，苔薄白，脉弦，72次/分。守二诊方去杜仲、续断、故脂，加桃仁10g、红花10g、三棱10g、莪术10g、血竭10g，14剂。

四诊：2011年11月4日。诉11月1日月经来潮，腹痛及乳房胀痛完全消失，周期、经期正常。妇科检查：子宫中位，正常大小，后穹窿结节感消失，右侧未扪及肿块，无触痛。B超复查：右侧卵巢囊肿消失。予续服三诊方30剂以巩固疗效。

随诊：2012年12月10日随访，痛经未复发。

按语：痛经病位在小腹，胞宫、胞络为病；病变在气在血，多因气滞血瘀，瘀阻冲任，胞脉、胞络不通，不通则痛。临床表现有小腹胀痛、腰痛等症状。中医认为，妇女以血为本，以气为用，二者相辅相成。血为月经之主要部分，而经血之生化、蓄溢有赖气机之调畅。气行则血行，气滞则血瘀，气寒则血凝，气热则血结。家父认为，本病辨证多属于气滞血瘀，湿热蕴结或肝郁气滞，治宜疏通气血，化瘀通络为主。因本病以胞中血瘀为主要病机，经前宜行气活血、理气止痛为主，经期则以活血化瘀、行气止痛为主，经后以补脾滋肾、活血通络为主。

初诊正值经期，量多且伴血块，腹部胀痛，逐月加重，为宿瘀宿积，血不归经，瘀滞日积而成肿块，不通则痛。方中熟地、当归、川芎、丹参养血活血调经；柴胡、郁金行气疏肝，解郁散结；香附为血中之气药，能行气，有解六郁之功；炒白芍养阴柔肝，二药合用，使肝木条达；生蒲黄、炒五灵脂行血中瘀滞，以治血气闭塞之瘀滞，使通则不痛；加枳壳以行气止痛，因治血必先理气，气顺络通；益母草为调经之要药。诸药合用，使肝气调达，畅气行血，而无郁滞之弊，共奏活血化瘀、通络止痛之功。二诊时，经血干净，脾肾虚弱，故加用杜仲、续断、故脂补肾；西党参、白术健脾，共培补正气。三诊时，标急暂缓，加用桃仁、红花、三棱、莪术祛瘀散结之品以化瘀消癥；血竭入肝经，功能软坚散结，理气止痛。四诊时，因疗效颇佳，故治以活血化瘀为根本，守方续服，缓收其功。随访经行无恙，多年顽疾终获痊愈。

闭 经

案一

杨某，女，46岁，已婚。

初诊：2004年8月15日。闭经5个月余。患者婚后生一子，已15岁。以往月经尚可，近3年因家庭失和，纠纷不断，加之工作压力大等因素，经常闭经。此次服用雌激素3个月余，月经仍闭阻不通，末次月经2004年3月10日，伴郁闷不乐，烦躁易怒，胁肋胀痛，脘闷不适，舌红，边带瘀紫色，苔薄白，脉沉弦而涩，76次/分。证属肝郁气滞，气血瘀阻，不能行血而经闭。拟疏肝理气、活血化瘀法，通经方加味。制附子10g、肉桂10g、桃仁10g、红花10g、牛膝15g、三棱15g、莪术15g、大黄10g、生卷柏30g、香附10g、玄胡10g、青皮10g、炒甲珠6g（研细为末）、黄芪30g，7剂。

二诊：2004年8月23日。诉月经来潮，色黯红，有较多瘀血块。舌脉同上，继以丹栀逍遥散调理而愈。

随诊：2005年9月18日随访。诉月经按月来潮，安然无恙。

按语：发育正常的女子和育龄妇女，周期性行经是一种生理常态。如当至而未至；或曾已行经，而又中断；或本已行经如常，忽又数月不行，同时伴有其他症状者，称之为"经闭"，俗称闭经，此乃常见之妇科病症。此患者通过疏肝解郁，使肝气条达而任脉通利，冲脉充盈，胞宫得养，月经如期来潮。家父强调临床应通补兼施，反对不辨虚实轻重，一味单一的活血通经，只会克伐正气，则适得其反。

通经方中制附子、肉桂辛温通阳；桃仁、红花活血散瘀；牛膝引血下行；三棱破血中之气滞；莪术逐气分之血；大黄通肠荡滞；生卷柏破血通经；香附、玄胡疏肝理气而止痛；青皮行气使血行；炒甲珠散瘀破结；黄芪补气通络。综观全方，融活血化瘀、调理冲任、消瘀散积、闯关通络为一体，不但可缓解症状，且能促进卵巢功能恢复。二诊时月经来潮，用丹栀逍遥散调理而愈。

案二

邱某，女，33岁，已婚。

初诊：2006年7月12日。月经半年余未潮。患者平素月经尚正常，14岁初潮，5～6天/28～30天，量不多，色淡红，夹少量血块，经期腹胀。末次月经2006年1月10日，量少，色淡，有瘀血块，曾用黄体酮肌注治疗，月经仍未潮，尿妊娠试验阴性。平素身体尚可，无特殊疾病史，纳可，二便调，舌尖红，苔薄黄，脉弦滑，62 次/分。证属肝气郁滞，血瘀湿阻。拟疏肝解郁，活血利湿法，通经方加味。制附子 10g、肉桂 10g、桃仁 10g、红花 10g、牛膝 15g、三棱 15g、莪术 15g、大黄 10g、生卷柏 30g、泽兰 10g、艾叶 10g、枳壳 10g、车前子 10g、益母草 15g，7 剂。

二诊：2006 年 7 月 20 日。月经仍未潮，无其他不适，舌淡红，苔薄白，脉弦细，65 次/分。守上方去枳壳，加菟丝子 10g、淡大云 10g，7 剂。

三诊：2006 年 7 月 28 日。诉服上药 5 天月经来潮，量较少，色黯，夹杂小血块，无腹胀，余症大减，舌淡红，苔薄白，脉沉，66 次/分。续二诊方去制附子、肉桂，加赤芍 6g，14 剂。

随诊：2007 年 6 月 8 日随访。诉月经正常来潮。

按语：闭经病因多端，病机复杂，涉及心脾肝肾、冲任、气血等诸多因素。其总的发病机制可分虚实两类。虚者多因阴血不足，血海空虚，天癸枯竭，无血可下；实者多为气滞血瘀，寒湿阻滞，脉道不通，经血不得下行，血海无以满盈而致闭经。现属阴血不足而经闭者实为少见，而虚中有实，实中有虚，虚实相兼者颇为多见，如属气虚血瘀，寒湿阻滞者屡见不鲜。家父认为月经以通畅为顺，闭经多有郁滞不通，郁滞既有瘀血，又有气阻及湿热等，因此治疗时不仅要通经活血，还应疏通气机，使阻塞气滞消散；另要清热利湿，使血分湿热从水道而去。

通经方温阳通经，祛瘀生新；加泽兰、艾叶苦而微温，能疏肝气而和营血，化瘀不伤正，为调经之要药；枳壳理脾胃之气滞而消腹胀；车前子渗湿清热利小便；益母草活血通络。全方共使肝气疏畅，活血调经，湿热得清。二诊时月经未至，为病久肾阳虚亏，加菟丝子、淡大云以温壮肾气，辛温活血。使肝肾补，瘀血祛，月经至。三诊时月经来潮，有瘀血块，加赤芍以活血祛瘀。

案三

陈某，女，25 岁，已婚。

初诊：2009 年 9 月 21 日。闭经 3 个月余。患者平素月经后期，经量少，夹有血块，伴小腹疼痛及腰痛。近两年月经紊乱，常数月不至。经黄体酮等药医治无效，求治于余。末次月经 2009 年 6 月 8 日，观其形体肥胖，情绪不舒，纳食较多，二便调，舌质淡，苔薄白，脉沉，66 次/分。余辨证此属阳气不足，寒凝血瘀。拟温经化瘀，益气养血法，温经汤加味。熟地 10g、当归 10g、赤芍 10g、川芎 6g、丹参 15g、柴胡 10g、香附 10g、西党参 15g、阿胶 15g、炙甘草 6g、桂枝 6g、三棱 6g、莪术 6g，20 剂。

二诊：2009 年 10 月 12 日。服药后无效，月经未至，症状仍同前，未见减轻。遂请家父诊治。家父诊断片刻后曰：治病当辨其本，此患者看似病程较长，阳气不足，但实属瘀滞日久，阻塞经络，经血不下也。治疗当以活血逐瘀，导滞通下为法，予通经方加味。制附子 10g、肉桂 10g、桃仁 10g、红花 10g、牛膝 15g、三棱 15g、莪术 15g、大黄 10g、生卷柏 30g、赤芍 10g、丹参 15g，14 剂。

三诊：2009 年 10 月 26 日。月经仍未至，舌淡红，苔薄黄，脉缓有力，68 次/分。予二诊方去大黄，加穿山甲 6g，5 剂。

四诊：2009 年 11 月 2 日。月经昨日来潮，量中，色淡红，小腹轻微胀痛，无血块及腰痛，舌淡，苔薄白，脉沉，66 次/分。予养血调经汤以巩固疗效。

随诊：2010 年 10 月 14 日随访，月经按期而至，无其他不适。

按语：中医认为闭经是由于肾气虚损，天癸未充，精亏血少，冲任空虚，无血可下而致。女子以血为本，月经为血所化，而血来源于脏腑，故月经不调与脏腑功能及气血失调密切相关。闭经一症，证分虚实。治疗原则宜虚实并举。虚者治以补血为主，兼顾脾胃；虚甚而血枯者，又当补养肝肾；实者为实邪阻隔，血不得下。家父告之，中医治病应辨证论治，抓住主要病因，对症治疗，方能取效。余亦体会，临床痛经实证应视因何而实，属气滞血瘀者应疏肝理气，活血行瘀；属寒湿阻滞者，应温经散寒，燥湿化积。如瘀滞过久，内停血干者，又宜破血逐瘀。但应适可而终，不宜过伐，以免耗伤正气。此患者年轻体胖，又无虚损见证，故应属实证范畴。

温经汤方中熟地、当归、赤芍、川芎滋阴养营和其血；丹参养血活血调经；柴胡疏肝解郁；香附行血中之气，鼓动气机，气行则血行；西党参、炙甘草健脾益气；阿胶甘平入肺、肝、肾三经，具有补血止血之功效，对一切血虚之症均可奏效；桂枝益气通阳；三棱、莪术破血逐瘀。全方共使阳气充足，寒湿得除。二诊时月经未至，用通经方以增强活血祛瘀之力。三诊时阳气已盛，阴血充足。故加穿山甲以善窜逐瘀通经，则血活瘀祛而经通病愈。四诊时月经来潮，用养血调经汤以巩固疗效。

崩　中

案一

陈某，女，28 岁，已婚。

初诊：2002 年 8 月 12 日。月经量多 2 年余。患者初潮 14 岁，5～7 天/

28～30 天，月经周期、经期正常，量中。自 2000 年 4 月开始，月经量多，有瘀血块，小腹及腰部胀痛，不能站立，经常鼻衄，有时眩晕，末次月经 2002 年 8 月 2 日，量多 10 余天，色黯红，夹有血块，在他处服用胶艾汤加减，无效，舌黯红，苔薄白，脉缓，82 次/分。证属瘀血阻滞。拟消瘀止血法，安冲汤加味。龙骨 10g、牡蛎 10g、海螵蛸 10g、茜草 10g、桃仁 10g、红花 10g、赤芍 10g、侧柏叶 10g、荆芥炭 10g、仙鹤草 30g、益母草 10g，7 剂。

二诊：2002 年 8 月 20 日。诉服药 3 剂后，月经干净，自觉有头晕、目眩、心悸、不寐等，纳可，二便调，舌红，边有齿痕，苔薄白，脉弦数，84 次/分。证属阴虚肝旺。拟滋阴柔肝法，二至丸加味。女贞子 10g、旱莲草 10g、炙远志 10g、辰茯神 15g、酸枣仁 10g、炒白芍 10g、炙甘草 10g、石决明 10g、柏子仁 10g、白术 10g、柴胡 10g、杜仲 10g、续断 10g，10 剂。

三诊：2002 年 9 月 2 日。诉月经昨日来潮，量中，小腹痛及腰痛减轻，仍有头昏、心悸、不寐等症，舌脉同上。拟二诊方去炙甘草、石决明、白术、柴胡，加夜交藤 30g、合欢皮 30g、麦冬 10g、五味子 10g，7 剂。

四诊：2002 年 9 月 8 日。月经 7 天干净，无腹痛及腰痛，头昏、心悸及不寐明显好转，纳可，予三诊方续服 14 剂。

按语：本病属中医崩中范畴，病因有血热、肾虚、脾虚、血瘀等，其病本在肾，病位在冲任。病机主要是气虚血瘀，冲任失调，不能制约经血。因冲任气血损伤，气虚血瘀，运行失常，瘀血不祛，新血不得归经，故阴道持续出血；月经量多，色黯，腰痛，小腹胀痛，不能站立，舌质黯红，均为瘀血阻滞之征。家父认为治疗应注意虚不留瘀，祛瘀不忘虚，使标本虚实兼顾，寓"逐瘀在补血之中，消瘀于生血之内"。前医用补药，助长血之凝滞。瘀血不祛则新血不生，所以祛瘀而血止。用张锡纯氏安冲汤以治月经过期不止。

方中龙骨、牡蛎、海螵蛸、茜草收摄止血；加用桃仁、红花、赤芍活血化瘀；侧柏叶苦涩微寒，凉血止血，《别录》谓其："主吐血、衄血、痢血、崩中赤白"；荆芥炭清热泻火止血，用炭意在加强止血之力；仙鹤草又名脱力草，补虚止血，实际具有补气养血、健运脾胃之功，《滇南本草》记载："治妇人月经或前或后……日久赤白血痢"；益母草养血活血化瘀。全方共行活血止血，化瘀止痛之力。二诊时，血止之后，有眩晕、心悸、不寐等虚证。《内经》云："诸风掉眩，皆属于肝。"所以，改用养阴柔肝之法以滋阴潜阳而收敛。三诊时，月经按期而至，经量不多，经期正常，头昏，不寐较重，故加夜交藤、合欢皮、麦冬、五味子宁心安神以收其功。

案二

郭某，女，42 岁，已婚。

初诊：2003 年 7 月 2 日。经期延长、量多 1 年余。患者诉以往月经正常，1 年来月经量多，经期延长至 10 余天。末次月经 2003 年 6 月 18 日，半月未净，色红，量多，无血块，小腹部无疼痛，伴腰酸胀，现症见贫血貌，神疲懒言，不欲言语，四肢乏力，纳可，二便调，舌淡，苔薄白，脉沉，68 次/分。证属脾肾亏虚，冲任不固。拟健脾补肾，益气止血法。黄芪 30g、西党参 15g、白术 10g、茯苓 15g、生地 10g、山萸肉 10g、光山 10g、杜仲 10g、续断 10g、大蓟 10g、小蓟 10g、扁柏炭 10g、血余炭 10g，5 剂。

二诊：2003 年 7 月 8 日。诉月经量明显减少，但仍未干净，腰部酸胀减轻，舌脉同前，效不更方，续服 7 剂。

三诊：2003 年 7 月 15 日。诉月经已干净，腰部及小腹无胀痛，白带量偏多，色白，无异味及阴痒，舌淡，苔薄白，脉沉细无力，70 次/分。拟上方去大蓟、小蓟、扁柏炭、血余炭，加益智仁 10g、金樱子 10g、芡实 10g、乌贼骨 15g，7 剂。

四诊：2003 年 7 月 22 日。诉白带减少，精神明显好转，头晕、乏力减轻，无明显其他不适，纳可，二便调，舌淡红，苔薄白，脉沉细，72 次/分。嘱续服上方 30 剂。

随诊：2004 年 8 月 24 日随访，月经周期、经期正常，未复发。

按语：崩中，现代医学称为功能性子宫出血。古代医家论述颇多，均认为各种病因致冲任不固所致。因冲为血海，任主胞胎，肾气盛，冲任、胞宫才能发挥其正常作用。崩中为病，起因虽有多种因素，其本为脾肾亏虚，固摄无权，冲任失去制约。因脾为生化之源而统血，肾藏精血主任脉，失血过多，脾气大伤，生化乏源，统摄无权；经本于肾，精血同源，肾精耗损，失于固藏。所以，家父治崩多以补脾固肾为主。血止之后，另应当追踪病源以调补冲任为治，以复正气。患者辨证分析为脾肾两亏之崩漏。脾虚统摄无力，冲任不固，肾阳亏损，封藏固摄无权，致血不归经，缠绵不愈。

方中黄芪、西党参二味主药配伍，相须为用，补脾益气以统血止血；白术、茯苓健运脾胃以养后天；生地、山萸肉、光山滋补肾阴；杜仲、续断补肾强腰；大蓟、小蓟、扁柏炭、血余炭清热收敛止血。诸药合用，补中有清，刚柔相济，共奏滋阴泻火，健脾益肾，养血止血之功。三诊中，加用益智仁、金樱子、芡实、乌贼骨固冲任而收涩止带，后续服上方，以巩固疗效。

案三

方某，女，46 岁，已婚。

初诊：2003 年 4 月 10 日。月经 1 个月余未净。患者住院 10 余天，静滴止血敏、6-氨基己酸等止血药物及激素治疗后无效，遂延家父诊治。就诊时血量多，色黯，有血块，舌淡，苔薄白，脉细涩，65 次/分。证属气血亏虚，冲任失固所致。拟固摄冲任，养血止血法。生地 15g、当归 10g、炒白芍 10g、西党参 15g、黄芪 30g、白术 10g、炙甘草 10g、蒲黄炒阿胶 15g、茜草 10g、紫金牛 30g、鹿角霜 10g、扁柏炭 10g、棕榈炭 10g，5 剂。

二诊：2003 年 4 月 15 日。服上方 2 剂血止，惟腹微胀，右侧腰痛，舌淡红，苔薄白，脉细弦，64 次/分。予上方去炙甘草、白术，加杜仲 10g、续断 10g，7 剂。

按语：崩中，究其病因多是冲任损伤，不能约制经血，故经血从胞宫非时妄行，其治法相沿有"治崩次第，初用止血，以塞其流；中用清热凉血，以澄其源；末用补血，以还其旧"（《医学纲目》）之法。说明本病初期多热，后期多虚。所以后期应加重补益之药物，另须本着"急则治其标，缓则治其本"的原则，灵活掌握塞流、澄源、复旧三法，才能疾病向愈，日渐康复。

方中生地养阴凉血；当归、炒白芍滋阴养血；西党参、黄芪、白术、炙甘草重在补气培元以达止血目的；阿胶多用蒲黄拌炒，一通一涩，取其炒黑性涩，功专止血，可达止血而不留瘀，行血而不动血之功，可谓相得益彰；茜草、紫金牛行血止血；鹿角霜、扁柏炭、棕榈炭养血止血。本方重在补中益血、涩血固冲，而非一味地凉血止血，因而能收到较满意的效果。二诊时腰痛，故加杜仲、续断以补肾强腰止痛。

漏　下

案一

刘某，女，42 岁，已婚。

初诊：2002 年 6 月 12 日。月经淋漓不断 10 余天。患者诉 1 年余，经期持续 10 余天，此次月经半月未干净，量不多，色黑，质黏稠，有血块，呈细条状血丝，小腹疼痛，伴头昏，面赤，两侧太阳穴掣跳痛，纳可，二便调，舌淡，苔薄白，脉弦涩，62 次/分。证属阴虚阳亢。拟柔肝消瘀，佐以止血法，养血调经汤加味。熟地 10g、当归 10g、炒白芍 10g、川芎 6g、柴胡 10g、茜草 10g、牡蛎 10g、蒲黄炒阿胶 10g、侧柏叶 10g，3 剂。

二诊：2002 年 6 月 15 日。诉阴道流血少许，轻微腹痛，自觉仍有头昏，无头痛，纳可，舌淡红，苔薄白，脉缓细，68 次/分。予上方去蒲黄炒阿胶、侧柏叶，加西党参 15g、黄芪 30g，3 剂。

三诊：2002 年 6 月 18 日。诉服上方后血止，无腹痛、腰痛，无头昏、头痛及心慌等，遂停药。

随诊：2003年8月10日随访，月经经期、经量正常，未复发。

按语：本病多由脾胃气虚，血中有热，瘀血阻滞等导致冲任受损，血海不固而发病。《景岳全书》云："崩漏不止，经乱之甚者也……"；另《诸病源候论·卷三十八》曰："漏下之病，由劳伤血气，冲任之脉虚损故也……冲任之脉虚损，不能制约其经血，故血非时而下。"因厥阴肝经环绕阴器，凡子宫之病，均与肝脏有关。肝主藏血，肝血不藏，则子宫流血不止；肝阴虚阳亢，则头昏，面赤，太阳穴疼痛。脉象弦涩，因日久出血不止，血黑质黏量少，乃瘀血不祛，新血不生之故，故治以柔肝消瘀，佐以止血之法。

方中熟地滋养阴液；当归养血活血；白芍酸甘主敛，补养肝阴；川芎活血养血；柴胡疏肝柔肝，调达气机；茜草行血活血，可以收缩子宫；牡蛎为收敛止血之品，治子宫出血效佳，且可镇肝阳；阿胶入肝肾两经，用蒲黄拌炒，养血止血滋阴以固本；侧柏叶不炒炭，取其苦涩之味以敛血止血，即仲景柏叶汤之意。全方共行柔肝养血，化瘀止血之功。二诊胞脉开通，瘀血排出，当益气载血以塞其流，加西党参、黄芪以补充正气，调理善后，使久病恢复。

案二

赵某，女，48岁，已婚。

初诊：2005年6月20日。月经1个月余不止。患者平素月经规律，5～7天/28～30天，量多，色黯红，夹杂血块，腰及小腹部胀痛。自述近段时间工作繁忙，压力很大。末次月经2005年5月10日，至今40余天未净，淋漓不断，有少许血块，小腹部刺痛，腰部胀痛，伴头晕健忘，夜不能寐，纳可，大便干结，2日1行。白带量中，色白，无明显异味及阴痒，舌淡，苔薄白，脉迟涩，76次/分。证属虚中夹实，虚多实少。拟补养心脾，兼以消瘀法，归脾汤合失笑散加味。白术10g、辰茯神10g、炙远志10g、酸枣仁10g、炙甘草10g、玉竹10g、蒲黄10g、炒五灵脂10g、狗脊30g、萆薢10g、艾叶10g，7剂。

二诊：2005年6月27日。诉服上方后月经已干净，腰及小腹无刺痛，仍有头晕、心慌、失眠等症，纳可，二便调，舌淡红，苔薄白，脉沉，72次/分。予上方去蒲黄、炒五灵脂，加合欢皮30g、夜交藤30g、桂圆肉10g，7剂。

三诊：2005年7月5日。诉服上药后，诸恙悉减，无其他不适，遂停药。

按语：漏下是出血性疾病，但又与瘀血关系较为密切，若瘀血阻滞不去，则新血不得归经，崩漏难愈。本病多因胞宫积血沉滞，瘀阻胞脉，血不归经，其血多而速为崩，血少从缓为漏。凡漏下之证，出血量不多且滴沥连绵，伴有气血瘀滞之象，故治当因势利导，通因通用，荡涤瘀滞，疏通胞脉以畅其流。但活血化瘀之剂不可多投，见有瘀血排出后应立即停药，以免因大量失血而致虚脱。家父分析，患者因工作繁忙，心脾暗伤，以致夜不成寐，头晕健忘，失眠多梦。由于脾气不足，统摄无权，故经行月余不止而成崩漏；思则气结，气滞而血亦滞，故腰部及少腹部刺痛。经色黯红，夹有血块，为虚中夹实，虚实并见，本应攻补兼施，但虚多实少，故以补养为主，消瘀次之。

方中白术、辰茯神培本资源，扶土则断木，以护胃气；炙远志、酸枣仁交通心肾，疏通心脾气机，补充脏腑气血之虚；炙甘草、玉竹滋养心脾；失笑散方中蒲黄理气止痛，活血调经，祛瘀而不伤正；炒五灵脂为存其用，缓其性，味甘无毒，气味俱厚，性专行血化瘀；萆薢清利湿热；狗脊、艾叶强腰止痛，方本平淡，但效神速，共行补养心脾，祛瘀止血之功。二诊时加合欢皮、夜交藤、桂圆肉以宁心安神。

案三

张某，女，32岁，已婚。

初诊：2006年6月2日。月经淋漓不断10余天。患者平素月经正常，4～5天/29～30天，量中，色红，无血块。末次月经2006年5月20日，现仍淋漓不断，经色淡红，量少，伴有头晕，乏力，面色苍白，视物模糊，小腹胀痛，纳可，二便调，舌淡，苔薄白，脉沉细而弱，66次/分。证属冲任虚损，胞宫虚寒，血失统摄。拟益气补血，固冲止漏法，胶艾汤加减。阿胶（烊冲）10g、艾叶10g、黄芪30g、熟地10g、当归10g、炒白芍15g、龟板（先煎）15g、干姜10g、甘草10g，7剂。

二诊：2006年6月9日。诉服上方后，月经量减少，头晕、乏力减轻，仍感小腹胀痛，纳可，舌淡，苔薄，脉沉细，70次/分。予上方加玄胡10g、川楝子10g，7剂。

三诊：2006年6月16日。诉服药后，月经干净，仍头晕、乏力，无腹部胀痛，纳可，二便调，舌淡红，苔薄白，脉沉细，68次/分。予归脾汤加减，7剂。

四诊：2006年8月28日。复诊诉次月月经按期而至，5日干净，无不适症状，予三诊方续服10剂。

按语：《诸病源候论》云："妇人月水不断者，由损伤经血，冲脉、任脉虚损故也。"冲脉得阳明之血而气能充旺，且有"冲脉隶于阳明"之说；任脉以阴血为体，以阳气为用。患者10余天未干净，故止血要急速，根据发病缓急不同，出血新久各异，要灵活掌握塞流、澄源、复旧三法，既不能过用温补，又不能苦寒直折。胶艾汤出自《金匮要略》，为四物汤加阿胶、艾叶、甘草组成。功效为养血止血，调经安胎。家父告诫，若出血时间长，往往气随血脱，此时禁用川芎等辛香走窜之品，当以固脱为先。因久漏必致耗血伤肾，故以补肾为要，滋阴清热，养血止漏。

方中阿胶、熟地入肾，滋阴养血，止崩漏；艾叶温经止血；黄芪大补气血；当归、炒白芍养血活血；龟板育阴敛血；干姜温中止血；甘草调和诸药。全方共行补气摄血，固冲止血之效。二诊中加玄胡、川楝子行气止痛。三诊时因出血日久，气血亏虚，用归脾汤调理以善后。

经行吐衄

案

赵某，女，44岁，已婚。

初诊：1997年8月24日。经行吐血2年余。患者已足月产2次，人工流产1次。月经周期正常，经量较少，经期5天。经行2天吐血，量少，色鲜红，伴乳房胀痛，心情烦躁，失眠多梦。经多家医院检查，排除肺结核及支气管扩张。血常规、肝功能检查均正常。曾用清肺止血药治疗，效果不佳。后经他人介绍前来就诊。末次月经1997年8月20日，舌黯红，苔薄黄，脉弦细数，78次/分。证属肝郁化热，克土刑金。拟滋肾清肝理气。生地、炒白芍、丹参、旱莲草各15g，当归、柴胡、香附、川楝子、郁金、麦冬、天冬各10g，5剂。

二诊：1997年9月11日。经前10天，两乳微胀，胸胁隐痛，腰酸，舌黯红，苔薄白，脉细数，74次/分。拟滋肾清肝法。予上方去丹参、香附、麦冬、天冬，加女贞子、炒黄芩各15g，炒栀子、牛膝、蒲黄炒阿胶各10g，8剂。

三诊：1997年9月22日。月经按期来潮，此次未吐血，且诸恙已愈。后以滋养肺肾，佐以清内热为法，用麦味地黄丸合二至丸加减调理善后，随访至今未复发。

按语：李时珍谓："有经期只吐血、衄血或眼、耳出血者，是谓逆经。"《素问·至真要大论》曰："诸逆冲上，皆属于火。"因肝之升发是以阴血为基础，受阴血制约，若肝阴不足，加之内外因素的影响，使肝气升发太过，气机逆乱，血随气之冲逆而致经前吐衄。本病基本病理是血热气逆，血热则血动而妄行，气逆则血逆而上溢。临床以肝经郁火窜扰血分者为多见。家父治疗以滋肾清肝为大法，兼以泄其内热，使其肝气降逆，则血循常道而不妄行，标本兼顾，疗效满意。

方中生地凉血清热；当归、炒白芍养血柔肝；丹参活血化瘀；旱莲草滋阴清热；柴胡、香附疏肝解郁；川楝子、郁金行气止痛；麦冬、天冬滋阴降火，共使清热降逆，滋阴润肺之功。二诊中加用女贞子滋养肾阴，炒黄芩、炒栀子清三焦之火；牛膝引血下行；蒲黄炒阿胶养血止血。三诊以麦味地黄丸合二至丸，共滋养肺肾，以善其后。

经行眩晕

案

刘某，女，28岁，已婚。

初诊：2002年8月12日。经行头目眩晕3年余。患者月经初潮15岁，经量少，月经后期，甚至数月一次。经前有乳胀、腰痛、小腹痛、脘闷、腹胀等现象。经期第1、2天，头晕沉重，治疗数月，无效。末次月经2002年7月24日。就诊时，见患者形体壮实，头昏，神情疲倦，胸闷泛恶，少食多寐，四肢乏力，白带量多，色白，有异味，舌红，苔白腻，脉弦滑，68次/分。证属痰湿中阻，气机不利。拟祛痰化湿法，苍莎导痰丸加减。苍术10g、陈皮10g、法半夏10g、茯苓15g、香附10g、神曲10g、焦楂10g、麦芽30g、艾叶6g、海螵蛸10g、白芷10g，7剂。

二诊：2002年8月20日。自觉上述症状减轻，仍腰痛，小腹痛，舌淡红，苔薄腻，脉弦，72次/分。予上方去海螵蛸、白芷，加杜仲10g、玄胡10g、泽兰10g、桃仁10g，7剂。

三诊：2002年8月28日。月经昨日来潮，色红，量多，小腹微胀，无头晕、腰痛、乳胀等不适。纳食、睡眠可，二便调，舌淡红，苔薄白，脉沉，70次/分。养血调经汤加味。熟地15g、当归10g、炒白芍10g、川芎6g、柴胡10g、香附10g、丹参15g、玄胡10g、川楝子10g、益母草15g，7剂。

按语：经行眩晕，为每遇经行前后，或正值经期，出现头目眩晕，视物昏花，并伴随月经周期发作者。有因于虚者，多为血虚，或阴虚；有因于实者，多为痰湿内阻而致清阳不升。家父分析，患者形体壮实，头昏，神倦，白带量多，舌红，苔白腻，脉弦滑，乃痰湿交阻之候，故予祛痰化湿法以宣畅气机，方用苍莎导痰方加减。

方中苍术、陈皮燥湿理气；法半夏、茯苓化湿除痰；香附疏肝理气；神曲、焦楂、麦芽健脾和胃；艾叶温暖子宫，治小腹胀痛；海螵蛸收摄止带；白芷引阳明经，治乳房胀痛，服后诸症悉减。全方共使痰湿去，气机调，则眩晕除。二诊时加杜仲补肾强腰；玄胡行气止痛；泽兰、桃仁活血通络，促使月经来潮。三诊时月经来潮，经量增多，经色转红，眩晕消失，续用养血调经汤加味以善其后。

子宫肌瘤

案一

刘某，女，38岁，已婚。

初诊：1979年1月17日。子宫肌瘤2年余。患者2年来，阴道不规则流血，量多，色红或紫黯成块，淋漓不断，此次月经2个月余未行，小腹刺痛难忍，痛有定处，小腹包块逐渐增大，按之坚硬，推之不移。末次月经1978年11月2日。妇检：触及子宫前有一儿头大小包块，与子宫粘连，界限分不清。B超探查：耻骨联合上可见进出波间距5公分平段，其间为密集微小波，提高灵敏度无液平，波形有衰减曲线。诊断为子宫肌瘤。患者惧怕手术治疗，不愿住院而延家父诊治。观其舌质色淡，边有瘀点，苔薄白，脉沉迟而涩，68次/分。证属血瘀气滞，寒邪内阻胞宫。拟活血化瘀，行气散寒法，化瘤汤加味。当归尾12g、赤芍10g、川芎6g、桃仁10g、红花10g、丹参15g、三棱10g、莪术10g、生蒲黄10g、炒五灵脂10g、生卷柏30g、法半夏10g、夏枯草15g、半枝莲30g、白花蛇舌草30g，30剂。

二诊：1979年2月28日。诉月经昨日来潮，小腹剧痛，阴道出血较多，色黯夹有瘀块，舌黯红，苔薄白，脉沉迟，64次/分。予养血调经汤加味。熟地15g、当归10g、炒白芍10g、川芎6g、柴胡10g、香附10g、丹参15g、玄胡10g、川楝子10g、益母草15g，7剂。

三诊：1979年3月7日。诉月经已干净，小腹部无疼痛，包块明显缩小，白带量中，色白，无阴痒及异味，舌淡红，苔薄白，脉沉，66次/分。予初诊方续服，60剂。期间月经来潮，无明显不适，续服二诊方10剂。

四诊：1979年5月25日。患者诉小腹部包块消失。妇检：小腹部未触及包块。B超检查：子宫进2公分、出6公分，其间可见宫腔反射。后以调理脾胃，养血调经法而善其后。

按语：子宫肌瘤属中医癥瘕范畴。妇女小腹部胞中有结块，伴有或胀、或痛、或满，甚或出血者，为癥瘕。癥者，坚硬成块，固定不移，推揉不散，痛有定处，病属血分；瘕者，痞满无形，时聚时散，推之可移，痛无定处，病属气分。家父认为本病的形成，多与正气虚弱，气血失调有关。常见以气滞血瘀，痰湿内阻等因素结聚而成。病变特点是月经后期，量多，或淋漓不断，以致气阴两伤，冲任不固。

化瘤汤方中当归尾、赤芍、川芎养血和血；桃仁、红花、丹参活血化瘀；三棱、莪术化瘀散结；生蒲黄、炒五灵脂祛寒止痛；生卷柏破血通经；法半夏化痰利湿；夏枯草清肝火，散郁结；半枝莲、白花蛇舌草防癌抗癌。诸药配伍，活血通络、化瘀散结、温经散寒、理气止痛，使子宫肌瘤渐消。二诊时月经来潮，用养血调经汤加减调经止痛。三诊时月经干净，继用化瘤汤化瘀散结。

案二

陈某，女，46岁，已婚。

初诊：2003年2月10日。子宫肌瘤3年余。患者月经7～10天/20～25天，血量多，有血块，末次月经2003年2月1日，现未干净，量中，有血块，伴头晕，心悸，气短，纳差，四肢乏力，小腹胀痛。B超检查子宫约58mm×46mm×35mm，宫底后方内可见35mm×28mm增强光团。提示：子宫肌瘤。舌淡红，苔薄，脉沉涩无力，62次/分。证属脾胃虚弱，气血瘀阻。拟健脾益气，摄血止血法，归脾汤加味。西党参10g、白术10g、茯苓15g、炙甘草10g、当归10g、炒白芍15g、黄芪30g、大、小蓟各10g、扁柏炭10g、血余炭10g、蒲黄炒阿胶10g，7剂。

二诊：2003年2月17日。服上药3天后月经干净，诉头晕、心悸、气短好转，四肢乏力明显减轻，白带量多，色白，无阴痒等，舌黯红，苔薄黄，脉沉涩，74次/分。证属气血郁阻，瘀结胞宫。拟活血通络，化瘀散结法，化瘤汤加味。当归尾10g、赤芍10g、川芎10g、桃仁10g、红花10g、三棱10g、莪术10g、丹参10g、生卷柏30g、水蛭10g、半枝莲30g、白花蛇舌草30g、乌贼骨30g，10剂。

三诊：2003年2月27日。诉仍头晕、心悸、气短、纳差及四肢乏力等，白带正常，色白，舌淡红，苔薄白，脉沉，70次/分。予二诊方去乌贼骨，加黄芪30g、西党参15g、白术10g、茯苓15g，20剂。

四诊：2003年3月20日。复诊诉末次月经2003年3月3日，经期7天，量中，有少许血块，无腰腹胀痛。B超复查：子宫及附件未见异常。

按语：子宫肌瘤，常因情志抑郁，肝失条达，气机不利，冲任失调致胞宫瘀阻，或因经期、人流、产后调摄失宜、盆腔手术损伤等因素，导致血不归经，离经之血阻滞胞脉，或因肝郁脾虚，或脾肾素亏，清浊升降失司，痰浊水湿占据血室，痰瘀互结于胞宫。家父依据《傅青主女科·产后篇》云："血虚者补之，血实者决之"，在治疗上强调"于补血之中以行瘀之法"，使气血不耗而瘀亦尽消，以上皆为血虚瘀滞之象，辨证得法，随症加减，故而收效。

首诊方中归脾汤益气养血，补养心脾，加炭类药以止血，标本兼治。二诊方中当归尾、赤芍、川芎活血补血；桃仁、红花、三棱、莪术活血化瘀；丹参、生卷柏祛胞宫之瘀，又不伤新血，专治疑难病中瘀阻较久，难以化除消散者；水蛭首载于《神龙本草经》，谓其"治恶心、瘀血、月闭，破血瘕积聚……利水道"，是取虫类药走窜甚速，入络搜剔之意，具有攻冲之性，善入细微孔隙之处，可破血逐瘀通经，缓化慢消人体之瘀血；半枝莲、白花蛇舌草防癌抗癌；乌贼骨收摄止带。诸药合用，共奏益气活血，通络止痛之效，使瘀滞得化，癥瘕得除。三诊时正气虚弱，故加黄芪、西党参、白术、茯苓等扶正药物，益气养血，补脾和胃，增加病人的抗病能力，提高免疫力，改善患者的整体状态，使正气充足以抗邪。

案三

赵某，女，39 岁，已婚。

初诊：2005 年 2 月 12 日。子宫肌瘤 8 个月余。平素月经 7/33 天，量中，色红，现月经未干净，伴乳胀及腰腹胀痛，无发热、头昏及口干，饮食尚可，睡眠佳，二便调，末次月经 2005 年 2 月 2 日，量多，色黯红，有血块。B 超提示：子宫肌瘤。舌黯红，苔薄白，脉沉弦，82 次/分。证属血瘀气滞。拟活血行气，消瘀止痛法，养血调经汤加味。熟地 10g、当归 10g、炒白芍 10g、川芎 6g、丹参 15g、乌药 10g、香附 10g、玄胡 10g、川楝子 10g、柴胡 10g、蒲黄炒阿胶 10g、扁柏炭 10g、血余炭 10g、益母草 10g，7 剂。

二诊：2005 年 2 月 20 日。月经干净，腹痛及腰痛稍有减轻，舌淡红，苔薄黄，脉弦，78 次/分。予化瘤汤加味。当归尾 10g、赤芍 10g、桃仁 10g、红花 10g、三棱 10g、莪术 10g、生卷柏 30g、法半夏 10g、夏枯草 15g、生蒲黄 10g、炒五灵脂 10g、半枝莲 30g、白花蛇舌草 30g，30 剂。

三诊：2005 年 3 月 28 日。诉此次月经 7 天干净，量中，色淡红，无血块，无腹痛及腰痛。B 超提示：未发现子宫肌瘤。舌淡红，苔薄白，脉沉，80 次/分。拟二诊方续服 10 剂。

按语：中医认为，气滞、血瘀、痰湿三种病理产物为患，血行不畅，不通则痛；瘀血停滞于经脉，新血不生则月经不调；病程日久，形成积聚。其中，瘀血是其主要病机。家父分析，患者少腹包块压痛明显，脉弦，均为气滞、血瘀及痰湿凝结不散，渐致子宫肌瘤。气滞血亦滞，气行血亦行，所以活血必兼行气，气行血畅，瘀消而痛止。

初诊方中熟地滋阴清热；当归、炒白芍养血活血；川芎、丹参活血化瘀；因瘀血者必伍理气之品，故加用乌药、香附、柴胡疏肝行气止痛，以去气滞而行血脉；玄胡、川楝子理气活血治腹痛；蒲黄炒阿胶、扁柏炭、血余炭凉血止血；益母草养血活血。全方共奏行气活血，祛瘀止痛之功。二诊化瘤汤中加生蒲黄、炒五灵脂增强化瘀止痛作用。三诊时肌瘤消失，续服以巩固疗效。

卵巢囊肿

案一

陈某，女，45岁，已婚。

初诊：2008年6月20日。右侧卵巢囊肿2年余。既往月经正常，经期5～7天/28～30天，无小腹痛，腰痛，末次月经2008年6月2日。B超检查右侧卵巢囊肿，约4.2cm×5.3cm大小。因惧怕手术，故前来就诊，舌淡红，苔薄黄，脉沉细无力，68次/分。证属气结血瘀，聚成肿块。拟活血化瘀法，化瘤汤加味。当归尾10g、赤芍10g、桃仁10g、红花10g、三棱10g、莪术10g、乳香10g、没药10g、生卷柏30g、法半夏10g、夏枯草15g、半枝莲30g、白花蛇舌草30g，14剂。

二诊：2008年7月3日。月经今日来潮，色淡，量少，无血块，右少腹部轻微疼痛，无腰痛，舌淡红，苔薄白，脉沉弱，66次/分。予养血调经汤加味。熟地10g、当归10g、炒白芍10g、川芎6g、柴胡10g、香附10g、丹参10g、玄胡10g、川楝子10g、泽兰10g、艾叶6g、益母草15g，7剂。

三诊：2008年7月10日。月经干净，自觉四肢稍乏力，头晕，纳减，舌淡红，苔薄白，脉沉弱无力，70次/分。拟初诊方去法半夏、夏枯草加黄芪30g、西党参15g、白术10g、制首乌10g，14剂。

四诊：2008年7月25日。诉服上药后，无明显不适，头晕，四肢乏力好转，仅乳房胀痛，纳增，精神尚可，舌淡红，苔薄白，脉沉细，72次/分。拟三诊方去白术、制首乌，加柴胡10g、郁金10g、茺蔚子15g，14剂。

五诊：2008年8月26日。复查彩超示：卵巢囊肿消失，盆腔及附件未见异常。

按语：卵巢囊肿属中医"癥瘕"范畴，古文"离经之血"若聚集下焦，瘀滞日久，致脉道不通，瘀积为癥为瘕，治以活血化瘀、软坚散结。病变之初，多实热证；病程较长，多虚寒证。因气滞血瘀，瘀久夹痰，痰瘀互聚，结而成癥，家父多采用行气活血、化痰祛瘀、软坚散结等方法，选用理气化痰、活血化瘀中药，分期治疗，效果较好。

因癥瘕的形成非一日之疾，其发病多由渐而甚，年久病深，日积月聚，结而成癥，故治疗本病要想短期见效或求得速效实非易事。张锡纯曾有"妇女癥瘕治愈者甚少"、"治癥瘕者十中难愈二三"之说。家父强调，癥瘕的形成非一朝一夕，气血痰瘀凝结成有形之癥块，用药物治疗须待以时日，当以岁月求之。因气以通为补，血以和为补，故诸症缓解即应改用健脾调胃理气之剂，虽不再攻而攻已尽其用。

初诊用化瘤汤加乳香活血；没药散血，推陈出新。张锡纯提出："二药并用，为宣通脏腑，流通经络之要药，故凡心胃胁腹肢体关节诸疼痛，皆能治之。又善治女子行经腹痛，产后瘀血作疼。"二诊时月经来潮，用养血调经汤活血止痛。三诊时气血亏虚，因"大积大聚，其可犯也，衰其大半而止"，遂用黄芪、西党参、白术、制首乌补益气血药以善其后。四诊时经前肝气郁滞，加柴胡、郁金、茺蔚子疏肝理气。

案二

刘某，女，45岁，已婚。

初诊：2011年8月24日。左侧卵巢囊肿6个月余。患者月经周期及经量均正常，诉半年前觉左侧少腹部隐痛不适，时作时止。B超提示：左侧卵巢囊肿，大小约为3.8cm×4.6cm。经消炎药输液治疗12天，自觉症状无改善，末次月经2011年8月15日，量中，色红，无血块，白带量多，色黄，有腥味，纳可，大、小便正常，舌质红，苔黄腻，脉滑，82次/分。证属热毒内蕴，痰湿壅滞。拟清热解毒利湿，化痰散结消肿法，化瘤汤加味。当归尾10g、赤芍10g、桃仁10g、红花10g、三棱10g、莪术10g、乳香10g、没药10g、生卷柏30g、法半夏10g、连翘24g、金银花30g、紫花地丁15g、败酱草30g、半枝莲30g、白花蛇舌草30g，10剂。嘱治疗期间禁辛辣发物，保持心情愉快，避免劳累。

二诊：2011年9月5日。诉服药后左少腹部隐痛减轻，白带仍多，色白，有腥味，舌淡红，苔薄白，脉沉，78次/分。予上方去紫花地丁、败酱草，加苡仁30g、乌贼骨15g，10剂。

三诊：2011年9月16日。诉月经今日来潮，量中，色淡红，觉头晕，四肢乏力，无小腹痛及腰痛，舌脉同上。予养血调经汤加味。熟地10g、当归10g、炒白芍10g、川芎6g、柴胡10g、香附10g、丹参10g、黄芪30g、西党参15g、益母草15g，10剂。

四诊：2011年11月2日。诉无明显不适，大小便正常。复查B超示子宫附件正常，疾病痊愈。

按语：卵巢囊肿是妇科常见病多发病，是女性生殖系统最常见的良性肿瘤，可发生于任何年龄，但多发于卵巢功能旺盛的青壮年女性，属中医癥瘕范畴。家父告知，本病发病机制为本虚标实，以肝血不足、肝郁脾虚为本，气滞血瘀、痰湿凝结、热毒内蕴为标。此患者为湿热痰浊内蕴，故治疗以清热解毒利湿为主，佐以化痰散结消肿。

方中当归尾、赤芍、桃仁、红花活血化瘀散结；三棱、莪术破血逐瘀；乳香、没药消肿止痛；生卷柏软坚散结；法半夏化痰祛湿；连翘、金银花、紫花地丁清热解毒；败酱草清热利湿；半枝莲、白花蛇舌草防癌抗癌。诸药合用，热毒清，痰湿去，积块消。二诊时白带量多，加苡仁、乌贼骨利湿止带。三诊时月经来潮，觉头昏、四肢乏力等，为破血逐瘀药损伤正气，用养血调经汤加黄芪、西党参补养气血，调理善后，使攻积而不伤正，故获良效。

附件炎性肿块

案

刘某，女，35 岁，已婚。

初诊：2006 年 8 月 6 日。左侧少腹部肿块 6 年余。患者诉 6 年前，无明显诱因出现经期腰酸及小腹部胀痛。B 超提示：左侧附件有 48mm×36mm 大小肿块。平素月经 3～5 天/28～30 天，量中等，色红，经行腹痛。末次月经 2006 年 7 月 28 日，量少，腹痛明显，精神可，口渴喜冷饮，小便黄，大便可，舌红，苔黄，脉沉滑略数，98 次/分。证属毒热内蕴，气滞血瘀，结成肿块。拟清热解毒、理气活血止痛法，连翘败酱汤加味。连翘 24g、金银花 30g、蒲公英 30g、败酱草 30g、生地 10g、当归尾 10g、赤芍 10g、丹参 15g、丹皮 6g、苡仁 30g、玄胡 10g、川楝子 10g，7 剂。

二诊：2006 年 8 月 13 日。诉双侧腹痛缓解，左侧腹部肿块压痛减轻。白带中等，无阴痒，精神、饮食可，二便调，舌质黯红，苔白，脉沉涩，80 次/分。拟破血化瘀，软坚消肿法，化瘤汤加减。当归尾 10g、赤芍 10g、桃仁 10g、红花 10g、三棱 10g、莪术 10g、丹参 15g、生卷柏 30g、法半夏 15g、金银花 30g、夏枯草 30g、半枝莲 30g、白花蛇舌草 30g，7 剂。

三诊：2006 年 8 月 20 日。诉服上方后腹痛消失，体力恢复，腹部肿块明显减小，精神、饮食可，大小便正常。复查 B 超：左侧少腹部未见肿块。舌黯红，苔白，脉沉，82 次/分。续服二诊方 30 剂。随访 3 年未见复发。

按语：妇人为病多数以血病为主，少腹肿块多属气滞血瘀，如《医学汇海》中说："血癥者，妇人经行及产后伤于风寒，或伤饮食，以致内瘀血搏，凝滞不散，久则成块而作痛也。"主要由于毒热内蕴，气滞血瘀，瘀血不行聚结成块；气滞不行则少腹作痛；气滞则血瘀，瘀血不化，蕴久则生内热，故见口渴喜冷饮，小便黄。家父指出，根据急则治其标，缓则治其本的原则，先以清热解毒以治其标,稍佐理气活血之品。连翘败酱汤是家父治疗妇科炎症的经验方。因患者病属血瘀,气血凝聚,非重用破瘀软坚、行气活血之品不足以奏效,所以继以化瘤汤加减,其中破瘀软坚、活血消癥以治其本,稍佐清热之剂以解其毒。

连翘败酱汤中连翘、金银花、蒲公英清热解毒;生地、丹皮清热凉血;败酱草辛散行滞,《本草纲目》云:"败酱草,善排脓破血,故仲景治痈及古方妇人科皆用之";当归尾、赤芍、丹参活血化瘀;苡仁消炎解毒,除湿消肿;玄胡、川楝子行气止痛,服药后腹痛减轻。全方共使热毒清,肿块消。二诊时用化瘤汤加法半夏利湿化痰;金银花、夏枯草清热解毒、利湿消肿;半枝莲、白花蛇舌草防其癌变。

子宫内膜异位症

案

刘某,女,36 岁,已婚。

初诊:2005 年 8 月 12 日。子宫内膜异位症 4 年余。患者诉 4 年前人工流产 1 次,之后每逢经行腹痛,逐月加剧,来潮量多,周期尚准。末次月经 2005 年 8 月 4 日,经量多,伴小腹隐痛,腰酸。就诊时月经刚净,小腹隐痛不舒,神疲乏力,纳谷不馨,舌淡红,苔薄,脉沉细,76 次/分。B 超提示:子宫内膜异位症。证属血瘀阻络,治以活血祛瘀,通络止痛法。当归尾 10g、赤芍 10g、桃仁 10g、红花 10g、三棱 10g、莪术 10g、丹参 15g、王不留行 10g、玄胡 10g、川楝子 10g、鱼腥草 30g、败酱草 30g、黄芪 30g、西党参 15g,10 剂。

二诊:2005 年 8 月 23 日。服药后腰酸消失,腹痛减轻,纳增,舌脉同上,续服上方 10 剂。

三诊:2005 年 9 月 4 日。月经昨日按期来潮,量中等,仍有轻微腹痛,无其他不适,舌淡红,苔薄白,脉沉细,72 次/分。予初诊方去当归尾、赤芍、桃仁、红花、三棱、莪术,加乌药 10g、小茴香 6g、益母草 15g,7 剂。

随诊:2006 年 5 月 12 日。经上述治疗后,痛经消失,经量减少。

按语:子宫内膜异位症是妇科常见病、多发病,诊断不易,治疗困难,且易复发,严重影响妇女的日常生活及生育能力。中医辨证属病在血分,瘀结而成。张景岳《妇人规》云:"瘀血留滞作症,惟妇人有之"。明代李梴《医学入门》亦云:"血滞瘀积于中,与日生新血相搏,则为疼痛"。治疗当以活血消癥为大法。

方中当归尾、赤芍、桃仁、红花、三棱、莪术活血化瘀；丹参、王不留行活血通络；玄胡、川楝子行气止痛；鱼腥草、败酱草清热化瘀；黄芪、西党参扶正增加病人的抗病能力，提高免疫力，改善患者的整体状态。诸药合用，共奏活血化瘀、软坚散结、通络止痛、攻补兼施之效。三诊时月经已至，去破血逐瘀之品，加温经活血之乌药、小茴香、益母草以散寒祛瘀止痛。

产后乳汁量少

案

汪某，女，32岁，已婚。

初诊：2009年10月3日。产后乳汁量少1个月余。患者1个月前行剖宫产，恶露已净，乳房不胀，乳汁清稀，挤而仅数滴。现症见面容憔悴，头昏目眩，心慌，神疲乏力，面色苍白，纳差，服用猪蹄汤及鲫鱼汤无效，舌淡红，苔薄白，脉虚细，68次/分。证属气血虚亏，乳源不足，治以补气养血，通络增乳法。熟地10g、当归10g、炒白芍15g、川芎6g、西党参15g、白术10g、茯苓15g、炙甘草10g、黄芪30g、枳壳10g、路路通10g、通草10g、穿山甲6g、王不留行10g，7剂。

二诊：2009年10月11日。服药后乳汁增加，头晕目眩及心悸好转，精神增强，仍纳少，舌淡红，苔薄白，脉沉，66次/分。予上方去黄芪，加焦楂10g、炒扁豆15g，10剂。

三诊：2009年10月22日。诉乳汁充足，纳增，余症明显好转，予上方续服10剂以巩固疗效。另嘱患者保持良好的情绪，防感冒，不要中途停乳、断乳，哺乳期间产妇饮食应富于营养而不过于滋腻，保证乳汁来源，睡眠充足及不宜过劳，定时哺乳。

按语：哺乳期内，产妇由于乳腺发育不良，平素偏食，运动量少，工作压力大，家庭不和谐，或分娩行剖宫术等因素，致使气血不足，乳源减少或没有；情志不畅导致肝气郁结，乳腺管壅滞肿胀不通，致使乳汁流出少或不流。清代《傅青主女科》云："血之代乳……乳全赖气之力，以行血而化之也……治法宜补气以生血。"家父宗经乳同源，由气血所化；冲任虚弱，气血不足以致无乳之论。治宜健运脾胃，补气养血，疏肝散结，化痰祛湿等法。临床在补养气血之中，稍佐一二味行血通乳药，效果更佳。

方中熟地、当归、炒白芍、川芎补血养血；西党参、白术、茯苓、炙甘草健脾养胃以充气血之源；黄芪补气生血；枳壳行气消胀；路路通、通草通络下乳；穿山甲、王不留行能走血分，乃阳明冲任之药，俗有"穿山甲、王不留行，妇人服了乳长流"之语，可见其性行而不住也。共行补气养血，通络增乳之效。二诊时诸症好转，但脾胃功能仍虚弱，加焦楂、炒扁豆健脾养胃之品以增行乳之力，脾胃强，气血足，则乳汁增。

产后痢疾

案

蔡某，女，35岁，已婚。

初诊：2004年3月2日。产后痢疾5天。患者产后因饮食不慎，致发痢疾5天，大便1日10余次，夹杂赤白黏液冻子，伴低热、腹痛、腹胀、里急后重等，纳呆，形体消瘦，舌干枯少津，苔薄，脉沉细无力，60次/分。证属津液干涸，兼夹湿热。拟白头翁加甘草阿胶汤加味。白头翁15g、甘草10g、当归10g、炒白芍15g、金银花10g、连翘10g、柏子仁10g、麻仁10g、沙参10g、玉竹10g，7剂。

二诊：2004年3月10日。诉痢疾及低热好转，纳增，仍腹痛、腹胀、里急后重等，大便1日4~5次，夹少许黏液脓血，舌淡，苔薄白，脉沉，62次/分。予上方去连翘、柏子仁、麻仁，加玄胡10g、川楝子10g、广木香10g，7剂。

三诊：2004年3月17日。诉服药后纳可，腹痛及腹胀好转，里急后重减轻，大便1日2~3次，夹少许黏液，无脓血，舌淡红，苔薄白，脉弱，64次/分。予二诊方加阿胶10g、焦楂10g、陈皮10g，7剂。

按语：依据症、舌、脉表现，产后气血亏虚，饮食不进，舌津干枯，家父认为该患者属于气血不足，虚弱至极之痢疾。《金匮要略》云："产后下利虚极，白头翁加甘草阿胶汤主之。"故以此方行清热生津，养血润肠之功。初诊时因患者腹痛、腹胀较剧，不用阿胶，以防其滋腻碍胃滞肠。

方中白头翁、甘草、金银花、连翘清热止痢；当归、炒白芍、柏子仁、麻仁养血润肠；沙参、玉竹生津止渴。共使清热利湿，止痛止痢。二诊时因腹痛、腹胀、里急后重较重，加用玄胡、川楝子、广木香以行气止痛。三诊时病情减轻，加阿胶、焦楂、陈皮以健脾和胃，扶助正气。治疗始终不用黄芩、黄连、黄柏、秦皮等苦寒之品，以防其产后体弱津伤，不堪苦寒之化燥伤阴。

产后高血压

案

刘某，女，43岁，已婚。

初诊：2000年4月10日。产后高血压1年余。患者妊娠8个月开始，头昏而痛，神疲乏力，心悸失眠，剖宫产后上述症状加重，面色苍白无华，视力减退，口唇、手指时常蠕动，小便点滴不下，纳果，大便调，舌干少津，苔薄白，脉弦数，98次/分，血压160/100mmHg。证属肾阴亏损，肝风欲动。拟滋肾养血，平息内风法。生地10g、玄参10g、麦冬10g、玉竹10g、女贞子10g、旱莲草10g、桂圆肉10g、炙远志10g、紫菀10g、丹参10g、北枸杞10g，3剂。

二诊：2000年4月13日。诉服上药后头晕、头痛减轻，神疲、乏力、心悸及失眠好转，小便较前通畅，量少，色清，舌淡少津，苔薄白，脉弦，82次/分，血压140/90mmHg。予上方去北枸杞、丹参，加桔梗10g、白茅根30g，5剂。

三诊：2000年4月18日。诉视物清楚，口唇、手指不蠕动，纳差，二便调。舌脉同上，嘱二诊方去白茅根，加焦楂10g、炒扁豆15g，10剂。

按语：产后失血伤津，清窍失养，故见头昏、头痛、神疲乏力等；肝阴亏虚则见心悸失眠；肝肾之阴亏虚，致口唇、手指蠕动；小便点滴不下，舌干少津为阴亏至极。故家父治疗拟滋养肝肾，冀以息其内风。

方中用生地、玄参、麦冬、玉竹滋养阴液；女贞子、旱莲草、桂圆肉、炙远志滋养肾阴，平肝潜阳；紫菀一味，用以入血而利小便；丹参凉血活血；北枸杞温煦肾阳，且不虑其伤阴。全方共使肝肾之阴同补，故收效较佳。二诊时，小便仍不利，余症减轻，故加用桔梗、白茅根以宣通气机，通利小便。三诊时口唇、手指不蠕动，小便恢复正常，纳差，故加用焦楂、炒扁豆补养脾胃以善后。

产后自汗、盗汗

案

刘某，女，32岁，已婚。

初诊：2002年5月2日。产后自汗、盗汗10余天。患者正常分娩3天后，日夜大汗不止，汗出淋漓不断，无腰腹胀痛，纳可，二便调，舌淡，中央有裂纹，无苔，脉虚弱，65次/分。证属正气大虚，表阳不固，阴津亏损。拟补虚固表，育阴潜阳法。黄芪30g、玉竹10g、煅龙骨30g、煅牡蛎30g、浮小麦30g、大枣5枚，7剂。

二诊：2002年5月10日。诉自汗止，仍有盗汗，舌淡红，苔薄白，脉弱，66次/分。当归10g、炒白芍15g、五味子10g、炙甘草10g、乌梅10g、煅龙骨30g、煅牡蛎30g、浮小麦30g、大枣5枚，7剂。

三诊：2002年5月18日。服上药后，盗汗明显减轻，自觉头昏不适，无头痛及反胃等。舌脉同上，予二诊方加女贞子10g、旱莲草10g，3剂。

四诊：2002年5月22日。患者出汗止，无任何不适，遂停药。

按语：产时伤血，气随血耗，卫阳不固，故自汗出；营阴耗损，阴虚易生内热，迫汗外泄，故在睡中汗出，醒后阳气外达，则汗即止。家父强调，因自汗属气虚，盗汗属阴虚，患者产后自汗、盗汗，脉象虚弱，故用补虚固表，育阴潜阳之法。

方中黄芪益气固表；玉竹养阴生津；煅龙骨、煅牡蛎收摄固涩；浮小麦、大枣敛汗。全方寒热并用，散中有收，刚柔相济，营卫调和。服药后，自汗止而盗汗仍有，为阴液伤甚，盗汗不止，故加重酸甘化阴之药，当归、炒白芍、五味子、炙甘草、乌梅养阴敛汗；煅龙骨、煅牡蛎收摄固涩；浮小麦、大枣收敛止汗。诸药共使滋水涵木，水火既济，则阴阳平衡。三诊中，肾阴亏损未复，故加二至丸以滋养肾阴。

产后小便不通

案一

饶某，女，25岁，已婚。

初诊：1983年2月7日。小便不通2天。患者于1983年2月5日经会阴侧切加胎吸娩出一活女婴后，小便不通已有2天，西医曾用新斯的明收缩膀胱而尿不出，不得已而进导尿术。但取出导尿管仍不能排尿，产妇自感小腹胀难忍，伴头昏、腰酸、纳差，诊见面色少华，气短懒言，舌淡，苔白，脉沉细弱，64次/分。证属气血亏虚，命门衰损，气化失司。拟温肾健脾，温化利水法，产后癃闭方治疗。制附子10g、桂枝10g、熟地15g、山萸肉10g、山药10g、泽泻10g、丹皮6g、茯苓15g、黄芪30g、西党参30g、乌药6g、车前子10g、炒扁豆15g，1剂。外用食盐炒热，拌以葱茎数根热敷神阙。

二诊：1983年2月8日。产妇内服上方1剂，热敷神阙2次之后，于当晚即自解小便 4 次，小腹坠胀亦除。

按语：《石室秘录》云："产后气血大虚，则肾气亦虚，肾气虚则膀胱之气亦虚，膀胱气虚故下化水。"产后癃闭由此而生矣。此遣药之法颇合斯言所指。家父强调，该病治疗关键必须调整肾、膀胱和三焦之气化功能，特别是要温肾暖脾，化气利水。其外敷之意如下：盐炒者，咸入肾而温之；葱茎者，中空而利也；神阙乃神气通行之门户，敷之可培元固本，开窍复苏。因内服外敷而得道，故有桴鼓之效。

方中制附子、桂枝通阳化气；熟地、山萸肉、山药滋肾补肝；泽泻、丹皮、茯苓行水利尿；黄芪、西党参补中益气；乌药温散下焦虚冷，以助膀胱气化，通利小便；车前子利尿通淋；炒扁豆健脾益气以助行膀胱之气。合方共奏补肾温阳，化气行水之效。

案二

郑某，女，30 岁，已婚。

初诊：2003 年 5 月 20 日。产后小便不通 10 小时。患者诉产后无力解小便，小便闭塞不通并下腹胀痛已 10 个小时，需使用导尿管，否则点滴不通。既往无尿频、尿急、尿痛、排尿障碍史。现面色不华，少气懒言，四肢乏力，下腹膨胀，膀胱脐下四横指。叩诊浊音，压迫腹部，尿意感增强，双肾区无叩击痛，舌淡红，苔薄白，脉虚弱，64 次/分。证属产后气虚。拟润肺补脾，益气利水法。黄芪 30g、西党参 10g、当归 10g、炒白芍 15g、沙参 10g、麦冬 10g、天冬 10g，3 剂。

二诊：2003 年 5 月 23 日。服上药后，白天能自解小便，夜间仍须用导尿管。舌脉同上，予上方加玄参 10g，3 剂。

三诊：2003 年 5 月 26 日。诉不再用导尿管，但尿总量不多，无胀痛感觉，舌淡，苔薄，脉弱，66 次/分。予上方去玄参，加车前子 10g、泽泻 10g、通草 10g，7 剂。

按语：产后小便不通，其发病机制主要是由于膀胱和三焦气化功能失常。因膀胱为贮尿之器，而尿液之排泄，有赖于三焦之气化。若三焦气化失司，就会发生排尿异常而致癃闭。家父认为此患者因产时失血较多，气随血耗，以致肺脾之气不足，故产后体质虚弱，中气素虚，不能升举，以致膀胱闭塞不通。州都之气化不行，则无力解小便。故当务之急，升补中气，通利小便。

方中黄芪、当归补益气血，取当归补血汤之意；配西党参大补脾胃之气。因产后阴阳俱虚，营卫气血不足，用西党参、黄芪寓"有形之血不能自生，生于无形之气故也"之意，升补中气，健脾养胃；当归甘温活血；炒白芍补血养阴，荣润全身，改善血虚状态而有滋养强壮之功，另可活血以促进血液循环，使子宫和膀胱收缩力增强，促进排尿；肺气不宣则小便闭塞，用沙参、麦冬、天冬欲其滋液以清水之上源。全方共使补益脾肺，益气利尿。二诊中加入玄参滋养阴液，《本经》云："玄参治女子产乳余疾。"三诊中小便量不多，加入车前子、泽泻、通草利水通淋，以通利小便，具有抗菌消炎作用，从而达到标本同治之目的。

案三

干某，女，32 岁，已婚。

初诊：2008 年 8 月 16 日。产后小便不通 1 日。患者行剖宫产后小便不通，需日夜插导尿管，伴腹胀、腹痛等，无腹泻，纳可，大便调，舌淡红，苔薄黄腻，脉沉，78 次/分。证属湿热内阻，肾气亏虚。拟清热利湿，补肾行水法，知柏地黄汤加减。盐水炒黄柏 10g、盐水炒知母 10g、生地 10g、山萸肉 10g、山药 10g、车前子 10g、丹皮 6g、茯苓 15g、杏仁 10g、桔梗 10g，3 剂。

二诊：2008 年 8 月 19 日。服上药后未用导尿管，小便通畅，无腹胀及腹痛，纳可，大便调，舌淡，苔薄白，脉沉，68 次/分，嘱停药。

按语：患者小便不通，伴腹胀、腹痛，舌淡红，苔薄黄腻，脉沉为湿热内阻，膀胱肌收缩力下降，排尿障碍而发生尿潴留。因尿液潴留于膀胱，赖气血才能排出，如气化不行，则水行不利，小便艰涩。家父告之，导致气化不行的病因，以湿热、阴虚、气虚为多见。本例湿热内阻，兼有肾气不足，治疗当清热利湿，兼补肾气之法，与上二案同为小便不通，同样出于产后，同样使用导尿管，但脉象与舌苔不同，而治法大异，所谓同病异治即此也。

方中盐水炒黄柏、盐水炒知母、生地、丹皮凉血清热；车前子、茯苓利湿，其中车前子具有"泻而通之"之效，泻有形之邪浊，涩中兼通，补而不滞；山萸肉、山药补益肝肾，加杏仁、桔梗以开提肺窍，乃提壶揭盖之义，使湿热不致蓄积，而小便自利。诸药合用，共奏清热利湿，补肾化气利水之功效。药证相符，故收良效。

产后小便失禁

案

刘某，女，36 岁，已婚。

初诊：2001 年 8 月 10 日。产后小便失禁 3 个月余。患者难产后饮一尿一，整日仰卧在床，不敢饮水已 3 个月余。经中西医治疗数日，无效。现随饮随尿，头昏，精神欠佳，纳可，大便调，舌淡，苔薄白，脉沉，74次/分。证属气血俱伤。拟补气养血，固涩止尿法，当归补血汤加味。黄芪50g、当归10g、炒白芍10g、荔枝肉10g、益智仁15g、山药10g，10剂。

二诊：2001年8月20日。诉小便失禁较前减轻，头昏好转，精神稍强，纳可，大便调，舌淡红，苔薄白，脉沉，76次/分。予上方加西党参15g、鹿角胶15g（烊化）、龟板胶15g（烊化）、陈皮10g，10剂。

三诊：2001年9月1日。诉服药后小便失禁明显减轻，头昏，精神好转，纳可，大便调，舌淡红，苔薄白，脉沉，72次/分。予上方续服30剂以巩固疗效。

随诊：2001年12月6日随访，诉小便已正常，至今未复发。

按语：产后小便失禁，淋漓不断，不能自止甚或小便自遗，无力约束者，为膀胱括约肌损伤，肌肉松弛，不能括约。家父总结，本病临床以气虚、肾虚为多见，患者因难产后耗损气血，气虚益甚，上虚不能制下，膀胱失固而致小便频数或失禁。治以当归补血汤加味。

方中黄芪五倍于当归，名曰补血，其实补气，补气即以生血。产后气血俱伤，用黄芪升补之力以补气益血；当归、炒白芍养血补血；合荔枝肉以收缩括约肌之松弛；益智仁温肾纳气，暖脾摄精，固涩缩尿；山药健脾补肾而涩精气，共使补气养血，健脾温肾而收涩小便。二诊时诸症好转，加西党参以增加健脾补气之力；鹿角胶、龟板胶直补督脉。家父告之，临床应佐以陈皮理气燥湿，既可使补药补而不滞，又可行气以化湿。因病程较长，病情严重，故坚持服药30剂以巩固疗效。

产后大便不通

案

陈某，女，43岁，已婚。

初诊：2005年3月10日。产后大便不行6日。患者平素身体虚弱，小腹隐痛，伴心慌、寒热往来、咳嗽、咯痰等。产后6天未解大便，服用麻仁丸、果导片及开塞露塞肛无效，舌淡红，苔薄黄，脉沉细，66次/分。证属血虚津伤。拟补血润肠法。当归10g、炒白芍10g、黄芪30g、柴胡10g、酸枣仁10g、柏子仁10g、火麻仁10g、制首乌15g、杏仁10g、桔梗10g、枳壳10g、甘草10g，7剂。

二诊：2005年3月17日。诉服药2剂后大便已通，但便结难出，腹痛稍缓解，咳嗽、咯痰、寒热减轻，仍心慌、四肢乏力，舌淡红，苔薄白，脉沉细，68 次/分。予上方加西党参 15g、白术 10g、桂圆肉 10g，14 剂。

按语：本着"不拘于产后，不忘是产后"的原则，对产后病的治疗，主张攻补兼施，虚则补之，实则攻之，寒者温之，热者清之。家父强调，在选方用药时，应照顾气血，开郁无过耗散，消导必兼扶脾，寒不宜过用温燥，热不宜过用寒凉。《医宗金鉴》云："古云胎前无不足，产后无有余，此言其常也。然胎前虽多有余之证，亦当详察其亦有不足之时；产后虽然不足，亦当详察其每挟有余之症也。"患者年龄较大，血液亏虚，体质较弱，产后更虚。血虚津少致大便不通，故治宜养血润肠，非攻下峻烈之药，使津充肠润而大便自通。

方中当归、炒白芍、黄芪养血益气；柴胡疏肝解郁，兼散郁火，《本草正义》曰："柴胡，用此药其凉散，平肝之热。其性凉，故解寒热往来，肌寒潮热，肝胆火炎，胸胁痛结……血室受热，其性散，故主……少阳头痛，肝经郁证"；酸枣仁、柏子仁补益心脾，滋养阴液；火麻仁、制首乌润肠通便；杏仁、桔梗、枳壳、甘草化痰止咳，共行气血双补，润肠通便，宣肺止咳之效。二诊时，患者体质虚弱，气虚无以推动，大便难出，故加用西党参、白术扶助正气，以助肠道蠕动；桂圆肉濡养心脏。

产后乳房结块

案

陈某，女，28 岁，已婚。

初诊：2008 年 10 月 3 日。产后乳房结块 2 个月余。患者因喂乳受凉，左侧乳房胀痛，乳汁滞留难出，继则红肿，触之乳房有小结块，恶寒重，发热轻，头痛身困，舌淡，苔薄白，脉浮，74 次/分。证属产后阳气不足，加之复感风寒，寒邪痹阻乳络。拟温经散寒，通络散结法，麻黄附子细辛汤加味。麻黄 6g、附子 8g、细辛 3g、羌活 10g、白芷 8g、王不留行 10g、路路通 10g、丝瓜络 10g、甘草 8g，3 剂。

二诊：2008 年 10 月 6 日。诉乳房肿块明显变小，无恶寒、发热等，头痛好转，仍倦怠乏力，舌淡红，苔薄白，脉沉细，72 次/分。上方加黄芪 30g，3 剂。

三诊：2008 年 10 月 9 日。服药后乳房肿块已消，四肢乏力减轻，精神渐趋好转，脉平病羞。

按语：因妇女"以血用事"，产后病以多虚多瘀，百节空虚，易受内伤外感之侵。此时，若外感风邪，客于营血或肝失疏泄，肝风内动，风邪乘经行之虚而外袭；肝郁则气滞，气滞则血瘀，气郁日久化热，灼伤阴血，肌肤气血失和而发病。故家父对产后病的治疗，首分虚和瘀，主张"攻补兼施"。他抓住产后病的特点，在照顾气血过程中，也要行瘀，两者不可偏废。

产后乳房结块多为乳汁不畅，积滞而成，或肝气郁结，乳汁凝结而成，也有胃热壅滞而发，更有甚者瘀热壅结发为乳痛。故治疗产后乳房结块，常以疏肝理气，清泄胃热，通乳散结为法。患者新产之后阳气亏虚，复感风寒致乳汁阻滞，故局部结块；风寒袭表，则恶寒重，发热轻，头痛身困，舌淡，苔薄白，脉浮。仲景《伤寒论》立麻黄附子细辛汤，旨在温经散寒，扶正祛邪，助阳解表，可于扶阳中促进解表，于解表中不伤阳气。

方中麻黄、附子配细辛助阳发汗，使表里之邪速解；羌活、白芷解肌表，并除诸痛，辛温发散，通治一身上下之风寒湿邪；王不留行活血通络，走而不守；路路通上通乳房，为通郁散结之要药；丝瓜络疏泄肝经气滞；甘草调和诸药。全方共使风寒得解，肿块得消。二诊时表证已解，仍倦怠乏力，为气虚未复，加黄芪以益气通乳。家父指出，壅补之品，多有滞瘀敛表之弊，必待瘀块及表证消除，方可用之。

产后身痛

案

田某，女，36岁，已婚。

初诊：2007年4月8日。产后全身关节疼痛2个月余。患者2个月前行剖宫产术后，由于感受风寒之邪，致四肢关节酸痛、麻木、腰背胀痛，上肢及髋关节疼痛明显，局部红肿，伴头昏、眼花、四肢乏力等，纳少，二便调，舌淡红，苔薄黄，脉沉细，62次/分。证属气血两亏，感受风寒。拟益气养血，温通经络法，八珍汤加味。熟地15g、当归10g、炒白芍15g、川芎6g、西党参15g、白术10g、茯苓15g、炙甘草10g、羌活10g、独活10g、鸡血藤30g，7剂。

二诊：2007年4月15日。服上药后，全身关节疼痛明显减轻，局部仍红肿，舌脉同前，嘱续服上方加木瓜10g，14剂。

三诊：2007年5月2日。诉四肢关节红肿及疼痛消失，无其他不适，嘱停药。

按语：产后身痛，俗称"产后关节痛"或"产后风"，亦称"产后痛风"。《校注妇人良方》云："产后遍身痛者，由气虚百节开张，血流骨节，以致肢体沉重不利，筋脉引急。"产后卫气失固，风寒湿邪，乘虚而入。正气无力托毒，故邪郁于经络关节，则肢体、关节疼痛。因本病发于产后，而产后气血亏虚是其内因，正虚而邪实，故治疗以扶正祛邪，补气养血之法治疗。家父告之，遵循"治风先治血，血行风自灭"的原则，以八珍汤补气养血，补产后不足之气血以固本，气血两调。因产后身痛，实属中医之痹症。痹者"风寒湿三气杂至，合而为痹。"故治痹者，酌加羌活、独活、鸡血藤祛风胜湿，通络止痛之品以祛一身之邪。

方中熟地、当归、炒白芍滋养心肝；加川芎入血分而理气，则当归、熟地补而不滞；西党参、白术、茯苓、炙甘草健脾益气，调和脾胃；另加羌活、独活祛风湿散寒；鸡血藤养血活血而通络。共使气血得补，风湿得除。二诊时关节红肿，故加木瓜消肿止痛，《本草拾遗》云："木瓜，下冷气，强筋骨。"全方扶正祛邪，标本兼顾，是治疗气血受伤，痹症日久之良剂，使血气足而风湿除，筋骨强而痹痛愈。

产后乳糜尿

案

刘某，女，35 岁，已婚。

初诊：1995 年 3 月 6 日。产后小便混浊如泔浆 1 个月余。患者剖宫产后 1 个月余，小便混浊，白如泔浆，有时尿道疼痛，无尿频、尿急等其他不适，伴纳差，腰膝酸软，神疲乏力，大便调，舌淡，苔薄黄，脉濡数，68 次/分。证属脾肾阴虚，兼有湿热。拟健脾滋肾，清利湿热法。生贯众 30g、醋炒贯众炭 30g、山药 20g、生地 15g、鹿角霜 15g、芡实 15g、黄芪 30g、金樱子 10g、赤小豆 30g，7 剂。

二诊：1995 年 3 月 14 日。诉服药后小便混浊稍变清，疼痛减轻，纳增，仍觉腰膝酸软，四肢乏力，舌淡红，苔薄白，脉沉弱，66 次/分。予上方加杜仲 10g、西党参 15g，10 剂。

三诊：1995 年 3 月 25 日。诉小便色清如平常，无疼痛，纳可，腰膝酸软及四肢乏力好转，舌淡红，苔薄白，脉弱，70 次/分。予二诊方续服 14 剂以巩固疗效。

按语：乳糜尿大多呈间断发作，发作时小便呈乳白色；如混有血液则呈淡红色；如在膀胱内停留时间较长易凝结成块，而发生阻塞性排尿困难，则排尿时疼痛。其病因有湿热内蕴、脾虚气陷、肾元亏虚。病初以湿热内蕴为主，多属实证，治以清利为主；久病不愈致脾肾虚弱，多属虚证或虚中夹实，治以补益为主。家父认为，患者因剖宫产时感受湿热，日久损伤脾肾，故治宜健脾滋肾，兼以清利湿热，但尚须注意清中有补，补中有通，做到清利而不伤阴，补益而不呆滞。

方中生贯众、醋炒贯众炭清热解毒；山药健运脾胃；生地滋养肾阴；鹿角霜滋养阴液；芡实、金樱子缩小便，止遗浊；黄芪益气固摄精微；赤小豆利水消肿，分清化浊。诸药合用，共奏温暖下元，分清化浊之效，使肾阴充足，任脉得固。二诊时仍觉腰膝酸软，四肢乏力，故加杜仲、西党参以增强补益脾肾之力，共使湿去热清，脾肾得补，则乳糜自消。

手术后腹胀

案

赵某，女，48岁，已婚。

初诊：2007年6月2日。术后腹胀10天。10天前，患者行子宫肌瘤切除术致腹部胀气，纳呆，肛门坠胀，大便正常，无黏液脓血。住院医师用吗丁啉等促进胃肠蠕动西药无效，邀余会诊。观其舌黯红，苔薄黄，脉沉，76次/分。余认为患者为围绝经期，情绪不舒，肝气不调。辨证属气机不畅。拟疏肝理气，兼以升提法，丹栀逍遥散加味。柴胡10g、炒白芍10g、枳壳10g、丹皮6g、炒栀子6g、薤白10g、广木香10g、陈皮10g、香附10g、甘草10g，7剂。

二诊：2007年6月10日。诉腹胀未消，仍纳差，肛门坠胀加剧，大便正常，舌淡红，苔薄腻，脉滑，78次/分。患者情绪烦躁，痛苦面容，遂求诊于家父。家父诊断后云：此乃患者体虚，手术后更甚，正气已伤，未予补气，故坠胀加重。处方：柴胡10g、炒白芍10g、枳壳10g、甘草10g、当归10g、升麻10g、黄芪30g，7剂。

三诊：2007年6月18日。诉服5剂后，腹胀消失，纳增，肛门坠胀减轻。1周后因饮食不慎，腹又胀满，不思饮食，口苦，舌淡红，苔薄白，脉滑，80次/分。予二诊方加炒莱菔子30g，7剂。

四诊：2007年7月2日。诉腹胀消失，纳可，无口苦、肛门坠胀等不适，舌淡红，苔薄白，脉沉，74次/分。守三诊方续服7剂。

按语：手术后在辨证论治基础上，既守其常，又明其变。家父认为，患者因失血过多，血亏气弱，营阴亏损，津液虚竭，脏腑失养。腹胀为气滞，肛坠为气陷，总属气机不畅，故用丹栀逍遥散以疏肝理气。另应补气养血，血液充足则肝脾疏泄正常，相互为用。

初诊方中柴胡疏肝解郁；炒白芍养血柔肝；枳壳行气除湿；丹皮泻血中

伏火；炒栀子泻三焦之火；薤白、广木香辛温通阳，宽胸行气；加陈皮、香附以增强行气化滞之力；甘草调和诸药。全方共养血疏肝补肝，健脾胃益生化之源。二诊时肛门坠胀加剧，故加升麻以助升提；重用黄芪能补能升，则肛门坠胀减轻。三诊时腹又胀满，加用宽中理气、利湿之炒莱菔子以消之。

小便时阴道痛

案

余某，女，30 岁，已婚。

初诊：2007 年 6 月 10 日。解小便时阴道疼痛半年余。诉半年前，无明显诱因出现解小便时阴道疼痛，无尿频、尿急，无口干、口苦，纳可，睡眠尚可，大便正常，1 日 1 行。患者形体消瘦，性情急躁。经用清热、利尿、泻肝等方剂，无效。现饮食起居正常，每次解小便时阴道疼痛，舌红，苔薄白，脉弦，88 次/分。证属肝阴亏虚。拟滋补肝阴法，芍药甘草汤加味。白芍 30g、甘草 10g、当归 10g、柴胡 10g、藁本 10g、栀子 6g，7 剂。

二诊：2007 年 6 月 18 日。诉服药后，解小便时阴道疼痛减轻，无腰腹疼痛，白带量中，无阴痒，舌淡红，苔薄白，脉沉，76 次/分。予上方续服10 剂。

随诊：2008 年 7 月 10 日随访，告知服药后病愈，未再复发。

按语：患者形体较瘦，性情急躁，舌质红，脉弦，依症、舌、脉，家父辨证为肝阴亏虚。因肝脉环绕阴器，肝阴亏虚，故解小便时阴道疼痛。

方中重用白芍缓急止痛，《本经》称其"止痛、利小便"，配合甘草酸以收之，甘以缓之，即酸甘化阴之法，滋养肝阴而止阴道疼痛，与仲景之治脉拘急，症虽不同，但理一致，此即"异病同治"法也；伍当归、柴胡滋养肝阴；加用藁本辛温以开腠理使邪有出路；栀子反佐诸药，以防辛温燥烈伤阴。全方共使肝阴得补，疼痛消失。

乳 癖

案

陈某，女，38 岁，已婚。

初诊：2005 年 8 月 12 日。患乳腺增生症 10 余年，间断服药治疗，症状时轻时重。近半年，因情绪不舒致乳房肿块增大，质地变硬，压之疼痛，经前2周疼痛加重，不能触摸。经行后乳房胀痛逐渐消失，至下次月经前又加重，伴心情烦躁、纳呆、腹胀、便秘等。触诊示：双侧乳房可触及多个大小不等，形态规则，边界明显，3～4cm的肿块。B超提示：双侧乳腺良性增生。舌淡红，苔薄白，脉沉弦，74次/分。证属肝气郁结，痰瘀阻络。拟疏肝理气，化痰散瘀法，化瘤汤加味。当归尾10g、赤芍10g、桃仁10g、红花10g、三棱10g、莪术10g、生卷柏30g、法半夏10g、夏枯草15g、半枝莲30g、白花蛇舌草30g、昆布6g、海藻6g、川厚朴10g、橘叶5片，10剂。

二诊：2005年8月23日。服上药后，触诊肿块明显缩小，乳房胀痛减轻，仍腹胀、便秘，舌淡红，苔薄黄，脉弦，76次/分。予上方加枳实10g、柴胡10g、白芍15g，7剂。

三诊：2005年9月2日。诉乳房无胀痛，小腹部及腰部无疼痛，腹胀及便秘好转。B超提示：乳腺组织正常，未见增生及其他异常。舌脉同上，续服二诊方30剂。

随诊：2006年7月16日随访，诸症痊愈，未见复发。

按语：乳腺增生症属于中医"乳癖"范畴，多由郁、怒、忧、思引起肝胃气滞，气火内盛，瘀血痰浊形成乳中肿块。在该病的形成中，肝郁失疏是其发病基础，痰瘀互结是其病变结果。病变脏腑责之肝脾，尤其是脾土虚弱之人，或过食辛辣肥甘厚味，加之家庭琐事和工作不顺，日久而致肝失疏泄，损伤脾土，脾土运化功能失常，肝郁脾虚而成痰，最终导致痰湿结聚，气血凝滞而形成乳房肿块伴疼痛不适；由于肝气不疏，气血不和而见心情烦躁，月经不调等证。临床表现为乳房胀痛，多隐隐作痛，触之有多发大小不等肿块，质地硬韧，或可见乳头发痒、溢液等症状。家父分析，因冲为血海，任主胞胎，冲任隶属于肝肾，肝气不疏，则月经失调，经前乳房胀痛加重；月经来潮，肝气得疏，症状遂减。该病因情志不舒，肝气郁滞，痰瘀凝结所致，故用疏肝解郁，活血祛瘀，化痰散结为其治疗原则。治疗以软坚散结，活血通络治其标；疏肝解郁，消痰祛瘀治其本。

方中当归尾、赤芍和营调血，冀血行流畅，气自通达；桃仁、红花祛瘀生新；三棱、莪术行气止痛，又能破瘀通经除恶血；生卷柏、夏枯草既能解郁，又能散结而不伤肝阴；法半夏祛痰散结；半枝莲、白花蛇舌草防癌抗癌；昆布、海藻软坚散结；川厚朴运脾消食，下气化痰；橘叶直入肝经，作为引经之药。全方配伍妙在破瘀散结而不伤正气。二诊中仍腹胀、便秘，故加枳实消胀通便；柴胡、白芍疏肝理气。因肝为"体阴用阳"之脏，柴胡辛散，主入气分，疏泄肝气，和肝之用；白芍酸收，主入血分，滋养肝血，补肝之体。二药为伍，一散一收。柴胡得白芍之收，疏肝气不致太过而耗肝阴；白芍得柴胡之散，补肝体不致郁阻气机，碍肝之用。诸药共使肝气疏畅，痰消瘀祛，标本兼治，肿块消除。

绝经前后诸证

案一

金某，女，51岁，已婚。

初诊：2006年9月10日。绝经后心慌、潮热、汗出3年余。3年来，患者头晕，头胀，心慌，气短，潮热，汗出，伴烦躁易怒，失眠多梦，全身无力，精神差，纳差，二便调，舌淡红，苔薄黄，脉弦细数，72次/分。证属脾虚失运，血不养心。拟健脾养血，宁心安神法，归脾汤加味。西党参20g、白术10g、辰茯神15g、炙甘草10g、当归10g、炒白芍15g、黄芪30g、酸枣仁10g、夜交藤30g、五味子10g、浮小麦30g、红枣5枚，7剂。

二诊：2006年9月17日。自觉心慌，气短，潮热，汗出等症好转，烦躁易怒，失眠多梦，全身乏力减轻，仍头昏、头胀不适，精神可，纳增，二便调，舌淡红，苔薄黄，脉沉细，70次/分。守上方去浮小麦、红枣加女贞子10g、旱莲草10g、制首乌10g，10剂。

三诊：2006年9月28日。诉上述症状好转，头昏、头胀消失，精神明显增强，纳可，二便调，舌淡红，苔薄白，脉沉细，74次/分。嘱二诊方续服14剂。

按语：绝经前后诸证，多为肾气渐衰，天癸将竭或已竭，因肝肾同源，肝木气郁，失其疏泄，阴阳失调所致。肾为先天之本，经水之源；肝主疏泄，具有调节情志的功能。若肾阴不足，水不涵木，则治疗以疏肝补肾，调整阴阳为主。现代医学认为，女性围绝经期，因卵巢功能衰退，致雌激素水平下降而促性腺激素水平升高所引起的月经紊乱，头晕，头痛，心烦易怒，潮热汗出，失眠多梦，腰膝酸软，纳呆等一系列自主神经及内分泌失调的综合征。家父分析，患者属于脾肾亏虚，肝失疏泄所致。因脾失健运则纳减，精神差；肾阴亏虚则头晕，头胀；心肾不交则气短，心慌；血不养心则烦躁易怒，失眠多梦；阴虚肝旺则潮热，汗出。故用归脾汤合二至丸以滋补肝肾，健脾益气。

归脾汤补养心脾，重用西党参、黄芪益气固表，大补脾胃之气，使气血充沛，气顺血和，滋后天以养机体；另加炒白芍、夜交藤平补阴阳，补而不滞，养心安神；五味子、浮小麦滋养肝肾，固涩止汗。全方共调和气血，药不偏颇，故奏全功。二诊时上症明显好转，仍头昏、头胀不适，加用二至丸滋养肾阴。全方滋阴清热，又宁心安神，使心不为热扰而烦自解，身不为热动而躁自除。

案二

赵某，女，52岁，已婚。

初诊：2009年6月2日。绝经2年余，头昏、心慌1年。患者1年来，诉头昏，心慌，四肢乏力，烘热汗出，精神萎靡不振，夜间入睡困难，纳可，二便调，舌淡红，苔薄白，脉沉无力，62次/分。证属肾阴亏损。拟滋补肾阴法，二至丸加味。女贞子10g、旱莲草10g、熟地10g、山萸肉10g、光山10g、煅龙骨30g、煅牡蛎30g、浮小麦30g、五味子10g、黄芪30g、酸枣仁10g、桂圆肉10g，7剂。

二诊：2009年6月10日。诉头晕、心慌减轻，烘热汗出好转，仍四肢乏力，精神不振，入睡困难，纳可，二便调，舌淡红，苔薄白，脉沉，70次/分。拟上方去五味子、浮小麦、黄芪加合欢皮30g、珍珠母30g、琥珀末6g，10剂。

三诊：2009年6月20日。诉精神明显好转，较前易入睡，四肢乏力减轻，纳可，二便调，舌淡红，苔薄白，脉沉，70次/分。续服二诊方，30剂。另进行情志调理及心理疏导。

四诊：2009年7月28日。自觉无头昏、心慌及四肢乏力，精神及睡眠正常。

按语：绝经前后诸证治疗重在补肾，调整冲任、天癸的生理功能，从而达到治病求本之目的。家父认为，此案例治宜补肾益精，调和阴阳。其病机虽为肾虚，但其中又有阴虚、阳虚之别，临床肾阴虚者较为多见，故治疗以滋肾养阴为主，二至丸加味。

方中女贞子状如肾形，色青而黑，填肾之精，补肝之体；旱莲草甘寒养阴清热，汁黑入肾益精，此方历来为医家滋肾阴，清虚火所习用；熟地、山萸肉、光山滋补肾阴；煅龙骨、煅牡蛎、浮小麦补肾止汗，敛阴固阳；五味子、黄芪滋肾益气，交通心肾；酸枣仁、桂圆肉疏肝解郁，养心安神。全方共奏滋阴补肾，调整阴阳，安神定志之功。二诊中睡眠较差，加用合欢皮、珍珠母、琥珀末养血宁心安神，改善睡眠。

此病发生还与精神因素密切相关。所以在治疗此病同时，还应注重心理疏导，避免精神刺激，消除紧张情绪，树立治病信心，保持心情舒畅，自然药到病除。

案三

方某，女，49岁，已婚。

初诊：2010 年 4 月 10 日。头晕，心慌，寐差 1 年余。既往月经正常，1年前始因工作压力大，精神抑郁，致周期开始紊乱，月经稀发，2～3 个月 1次，量少，色黯红，用人工周期疗法后月经来潮。末次月经 2010 年 1 月 2日。自感头晕，心慌，失眠，多梦，烘热汗出，口咽干燥，腰膝酸软，面目浮肿，怕冷，阴道干涩，性欲淡漠，小便可，大便溏泄。内分泌检查提示：卵巢功能早衰。舌淡红，苔薄白，脉沉缓，68 次/分。证属阴阳两虚，冲任亏损。拟滋阴育阴，温肾扶阳法，更年期汤加味。熟地 15g、制首乌 15g、枸杞子 10g、紫河车 10g、仙茅 10g、淫羊藿 10g、巴戟天 10g、知母 10g、川黄柏10g、当归 10g、柴胡 20g、酸枣仁 10g、浮小麦 30g，7 剂。

二诊：2010 年 4 月 18 日。诉头晕、心慌、失眠、多梦好转，烘热汗出、口咽干燥及腰膝酸软明显减轻，但月经未至，仍面目浮肿，怕冷，性欲淡漠，大便溏，日 2～3 次，舌淡，苔薄白，脉沉细，62 次/分。予上方去知母、川黄柏、当归、酸枣仁，加山萸肉 10g、菟丝子 10g、女贞子 10g、旱莲草 10g，10 剂。

三诊：2010 年 4 月 28 日。诉服药 5 天，月经来潮，量中，色红，无血块及腰腹胀痛，今日干净。烦躁易怒、面目浮肿减轻，怕冷、性欲淡漠好转，夜晚时有汗出，大便调，1 日 1 次，舌淡红，苔薄白，脉沉，64 次/分。予二诊方加五味子 10g，10 剂。

四诊：2010 年 5 月 10 日。诉诸症消失，睡眠正常，精神好转，舌脉同上。嘱上方续服 30 剂。

按语：妇女 49 岁左右，肾气渐衰，冲任亏损，天癸将绝，精气不足，阴阳失去平衡，故出现肾阴不足，阳失潜藏之症状；或肾阳虚衰，经脉失于温养，以致脏腑功能紊乱，而出现绝经前后诸证，故病本为肾虚。肾水不足，出现头昏、心慌、腰膝酸软、失眠多梦等；肾阴亏虚，则口咽干燥、阴道干涩等；肾阴不足，日久阴损及阳，而致肾阳衰惫，出现肢冷、性欲淡漠、便溏等；阳虚不能制水，而致水湿代谢障碍，湿气上泛，出现面目浮肿等。家父强调，治疗必须分辨阴阳之盛衰分别施治，用药不宜辛温香燥，以免重伤精血。

方中熟地、制首乌、枸杞子益肝肾，补精血；紫河车大补元气，益气补血；仙茅、淫羊藿温肾助阳，鼓舞肾气。现代药理研究表明，淫羊藿具有性激素样作用，可促进卵巢的分泌功能，具有改善卵巢早衰和升高雌激素水平的作用；巴戟天温肾助阳；知母、川黄柏清热润燥除烦；当归补血养血；柴胡疏肝理气；酸枣仁养心安神；浮小麦益气退热，止自汗、盗汗、骨蒸虚热等。诸药合用，养阴又助阳，补肾兼养肝。二诊时，患者肾阴不足，日久阴损及阳，致出现肾阳衰惫，加用山萸肉、菟丝子补肾益肝，敛阴固阳；二至丸滋补肝肾以培本，因阴虚则相火妄动，治之不宜辛温刚燥之品，故滋阴勿寒凉，温阳忌刚燥，当以甘平柔润之剂。诸药合用，一阴一阳，使之达到阴中求阳，阳中求阴之功效。三诊中加五味子以滋肾益气，交通心肾，服后诸症好转，续服上方以巩固疗效。

习惯性流产

案一

刘某，女，38岁，已婚。

初诊：2010年7月3日。习惯性流产3次。现早孕2月余，阴道不规则流血2天，量少，色黯红，有少许血块，伴腰部及小腹部胀痛，精神疲倦，四肢乏力，白带量多，质清稀，纳可，二便调，舌淡红，苔薄白，脉沉弱，68次/分。证属脾肾亏虚，胎元不固。拟健脾补肾，止血安胎法。西党参15g、山药10g、白术10g、黄芩10g、阿胶（烊化分冲）10g、当归10g、炒白芍15g、菟丝子10g、沙苑子10g、杜仲10g、续断10g，7剂。另嘱卧床休息。

二诊：2010年7月10日。家属代诉腰部及小腹部胀痛减轻，但仍时有流血，量少，纳差，二便调，舌淡红，苔薄白，脉沉，70次/分。上方去阿胶、当归、炒白芍，加侧柏炭10g、地榆炭30g、紫金牛30g、砂仁6g，7剂。

三诊：2010年7月17日。家属代诉无腰、腹痛及出血，无其他不适，舌脉同上，嘱续服二诊方30剂。

随诊：2011年6月22日随访，诉足月妊娠，顺产一男婴。

按语：中医学认为，习惯性流产是由肾虚所致。因胞脉系于肾，肾主生殖及生长发育，肾为冲任之本，肾者系胎。肾气盛，则孕后胞脉有力举固胎元，使胎无下坠之虑；肾气旺则胎固。母体因先天肾气不足，或多产伤肾，或房劳伤肾，或久病及肾，或孕后不节房事，导致肾精、肾气匮乏，以致冲任虚衰，胎失所养，胞结不实，易成胎漏、胎动不安，甚至滑胎。家父总结，临床多见肾虚血热型和脾肾两虚型。因肾为先天之本，脾为后天之本，气血生化之源，血以养胎，气以载胎。治疗以健脾补肾，培元固本则胎气自安。另外，由于患者屡孕屡堕，往往妊娠后有再堕之忧，日久肝郁化热，热伤冲任，胎气受损，以致堕胎小产。所以，在培元固本的同时，兼顾疏肝凉血，方能取效。

方中西党参、山药补脾健胃，滋养后天；白术、黄芩清胎热，补中土，后世称其为"安胎之圣药"。因妇人妊娠，气血为本。脾虚则无以生血，血虚则无以养胎，胎失所养，故动也。白术，燥湿以健脾，脾健则气血盛而胎自安，故胎动可愈；黄芩，清脏热也清血热，此乃黄芩安胎之理也。因妇人妊娠，热盛者多见，脏热则血热，热则胎动，故《丹溪心法》提出"妇人有孕则碍脾，运化迟而生湿，湿而生热，古人用白术、黄芩为安胎圣药，盖白术补脾燥湿，黄芩清热故也"，一语中的。阿胶乃血肉有情之品，可补益冲任；当归、炒白芍养血补血；菟丝子、沙苑子、杜仲、续断益肾安胎，补充先天之本。全方合用补先天，益后天，能使冲任固而胎安。二诊时仍有流血，故加侧柏炭、地榆炭、紫金牛以止血；砂仁以理气安胎。

案二

赵某，女，32岁，已婚。

初诊：2003年4月5日。习惯性流产4次。婚后8年，均为正常怀孕后不明原因出现流产，经中、西药物保胎无效。此次怀孕3月余，无明显不适，纳可，无腰腹疼痛，无阴道出血，白带量较多，色偏黄，有异味，伴阴痒，舌尖红绛，苔黄滑腻，脉象弦滑数，78次/分。证属湿热下扰。拟清热利湿法，龙胆泻肝汤加味。龙胆草、栀子、泽泻、车前子各10g，黄芩、生地各12g，木通、甘草各8g，柴胡、当归各10g，7剂。

二诊：2003年4月12日。诉白带量减少，色白，异味及阴痒好转，纳可，无其他不适，舌淡红，苔薄黄，脉弦数，76次/分。守上方续服14剂。

三诊：2003年4月28日。诉无明显不适，白带正常，无异味及阴痒，纳可，二便调，舌淡红，苔薄白，脉弦，68次/分。遂停药观察。

随诊：2003年11月22日随访，已顺产一男婴，母婴体健。

按语：习惯性流产多数是由肾虚、冲任损伤、胎元不固，或因脾虚气弱、胎失所系，或因气血虚弱、胎失养载，临床以兼湿热者较为少见。治疗上多以补脾肾安胎为主，有兼症则兼治。脾弱血虚者，用当归芍药散；气滞者，用保产无忧方，均有效验。

但家父临床中观察到有少数病例，属肝胆火旺者，倘用上述方剂，不但无效，反而会加速流产，故辨证施治后，应以龙胆泻肝汤加减治疗。但龙胆泻肝汤内有木通，《本草纲目》谓其犯胎，这里用之是导肝胆火下行，因有生地滋阴凉血，故可用之。但习惯性流产因湿热者少见，故要详察脉证，谨慎用之。

带 下 病

案

刘某，女，42 岁，已婚。

初诊：2004 年 6 月 20 日。带下病 1 年余。患者白带量多，透明色白，质稀，有腥臭味及阴痒。近半年月经先期，伴经前乳房胀痛、小腹痛及腰痛，末次月经 2004 年 6 月 3 日。平素嗜食辛辣厚味，纳可，二便调，舌淡红，苔薄黄，脉弦滑，78 次/分。证属湿热阻滞，肝气郁滞。拟清热利湿，佐以疏肝理气法，二妙散加味治疗。苍术 10g、白术 10g、黄柏 10g、土茯苓 15g、苡仁 30g、柴胡 10g、赤芍 10g、茜草 10g、泽兰 10g、益母草 15g、益智仁 10g、金樱子 10g、乌贼骨 15g，7 剂。

二诊：2004 年 6 月 27 日。诉白带减少，感胃脘部饱胀，小便可，大便干结，2 日 1 行，舌脉同上。予上方去苍术、白术、黄柏，加车前子 15g、泽泻 10g、厚朴 10g、陈皮 10g、神曲 10g、炒扁豆 15g，7 剂。

三诊：2004 年 7 月 5 日。诉月经昨日来潮，经色红，量中，有黯红色血块，无乳房胀痛，无小腹及腰痛，舌淡红，苔薄黄，脉弦，72 次/分。予养血调经汤加味。熟地 15g、当归 10g、炒白芍 10g、川芎 6g、柴胡 10g、香附 10g、丹参 15g、泽兰 10g、艾叶 6g、益母草 15g，7 剂。

四诊：2004 年 8 月 6 日。诉经以上调治后，月经周期尚正常，按时来潮，7 天干净，白带不多。仍有轻微乳胀、小腹痛及腰痛，此乃经闭日久，脉络瘀阻，气血不和，宜以丸药缓图。守三诊方 10 剂为丸如梧桐子大，每次服 10g，日 3 次，以巩固疗效。

按语：患者白带多，透明色白，为湿症。如傅青主云："带下俱是湿症"。乳胀、腹部及腰部胀痛为湿热阻滞气机。舌淡红，苔薄黄，脉弦滑为湿热内蕴之象。家父曰："欲治经期，必治带下；欲治带下，必治湿热。病名不同，病因则一，所以治病必求治本"。

二妙散方中苍术、白术、黄柏燥湿清热；土茯苓甘淡性平，《本草正义》谓其"利湿去热能入络，搜剔湿热之蕴毒"；苡仁利水渗湿；柴胡、赤芍疏肝理气；茜草、泽兰、益母草利水通经；益智仁、金樱子、乌贼骨收摄止带。全方共奏清热利湿，理气调经之功。二诊中更加车前子、泽泻、厚朴、陈皮、神曲、炒扁豆增强祛湿利水，健脾理气功能，使湿除热清，气通血畅，带下即止，月事以时下。三诊时，月事已至，遂用养血调经汤调理善后。因患者嗜食辛辣厚味，易助热生湿，日久耗伤中气，故宜以丸药缓图。

痤 疮

案

袁某，女，36 岁，已婚。

初诊：2008 年 8 月 10 日。面部痤疮 1 年余。患者诉 1 年来，面部、前胸及后背出现痤疮，色红，瘙痒较剧烈，伴疼痛、灼热。月经正常，15 岁初潮，4～5 天/28～30 天，量中，色黯红，有少许血块，末次月经 2008 年 7 月 28 日。白带量中，色微黄，精神、睡眠欠佳，纳可，小便可，大便干结，1～2 日 1 次，舌淡红，苔薄黄，脉沉数，88 次/分。证属血分郁热。拟清热凉血，活血消疮法。连翘 15g、金银花 15g、蒲公英 15g、甘草 10g、紫花地丁 15g、鱼腥草 30g、生地 15g、赤芍 10g、丹参 15g、丹皮 10g、川芎 10g、牛膝 10g，7 剂。

二诊：2008 年 8 月 18 日。诉面部痤疮减少，颜色变淡，前胸、后背瘙痒及疼痛明显好转，白带量中，色偏黄，无阴痒，纳可，大便结，2～3 日 1 次，舌淡红，苔薄白，脉沉，76 次/分。予上方去鱼腥草，加制首乌 10g、麻仁 10g，10 剂。

三诊：2008 年 8 月 28 日。诉前胸、后背痤疮全消，仅面部留有少许痕迹，无瘙痒及疼痛，白带不多，色淡白，无阴痒，纳可，二便调，舌淡红，苔薄白，脉沉，70 次/分。嘱二诊方续服 14 剂，以善其后。

按语：痤疮多属血分郁热所致，患者平素嗜食辛辣、肥甘厚味，或情绪不宁、烦躁易怒，致热邪蕴积化热，不得宣泄。家父认为，头面及胸背为诸阳之会，蕴热之血上冲头面，故发痤疮。临床治疗多以清热解毒、凉血化郁为主。

方中连翘味苦、性微寒，散一切血结气聚，为消肿散结之要药；金银花、蒲公英、甘草、紫花地丁、鱼腥草清热解毒，祛头面实火；生地、赤芍、丹参、丹皮清热凉血活血；川芎行血活血，使血热从气分宣泄；配伍牛膝引血下行，使郁热从下而泻。诸药配伍，使上焦郁热从下而出，故痤疮自除。二诊时大便结，加制首乌、麻仁润肠通便。

黄 褐 斑

案

陈某，女，42 岁，已婚。

初诊：2002 年 7 月 3 日。面部黑斑 8 年余。患者于 8 年前，因情绪不舒，致面部起黑斑，以两颧部为甚，逐渐向四周蔓延，呈蝴蝶状。近 2 年，月经延后 10 余天，经期 2～3 天，量少，色黑，有较多瘀血块，末次月经 2002 年 6 月 9 日，伴心烦易怒，情绪烦躁，经前小腹胀痛，舌黯红，苔薄白，脉弦涩，78 次/分。证属肝郁气滞，瘀血阻滞。拟理气活血，化瘀消斑法。生地 10g、当归 10g、炒白芍 15g、川芎 6g、柴胡 10g、香附 10g、丹参 15g、白芷 10g、冬瓜仁 30g、干月季花 10g、干桂花 10g、干桃花 10g、益母草 15g，7 剂。

二诊：2002 年 7 月 11 日。诉月经昨日按期来潮，但经量仍少，色黑，有少许瘀血块，心烦、易怒及腹痛好转，舌脉同上。予上方去生地、冬瓜仁，加桃仁 10g、红花 10g，10 剂。

三诊：2002 年 7 月 21 日。诉月经 7 天干净，量较前增多，面部黑斑明显消退，情绪好转，自觉乳房略胀，纳可，二便调，舌淡红，苔薄白，脉弦，70 次/分。予二诊方去桃仁、红花，加羌活 10g、藁本 10g，14 剂。

四诊：2002 年 8 月 5 日。诉面部黑斑已基本消退，无任何不适，舌脉同上，续服 14 剂以巩固疗效。另嘱其保持心情舒畅，注意防晒。

按语：黄褐斑是发于面部的一种色素沉着病变，也称"蝴蝶斑"或"黧黑斑"。黄褐斑虽为皮肤病变的一种表现，但其内因是脏腑功能失调所致。血液的运行主要靠气的推动作用来实现，气的运行受阻，进而影响血运。黄褐斑的产生是情志抑郁，肝气郁结，气滞血瘀，瘀浊阻滞，阴血亏虚致使气血运行不畅，不荣于面，颜面失于营养所致。在正常情况下，人体内新陈代谢产生的废物很快被血液带走并排出体外，所以不会出现色素沉着。而一旦出现血运不畅，这些代谢废物便逐渐沉积下来，产生色斑。治疗以疏肝祛风为主，兼以活血化瘀，调理冲任。但因本病与月经有关，故用药不宜过用辛温香燥之品，以免劫津伤阴，使虚者愈虚，病缠难愈。

方中四物汤养血活血；柴胡、香附疏肝理气；白芷升阳达面，温通血脉；冬瓜仁清热利湿；干月季花甘、温，能活血调经，消肿解毒，治月经不调，经来腹痛等；干桂花辛、温，能化痰，散瘀，芳香祛斑，治口臭，烦躁等；干桃花味苦、平、无毒，能利水，活血，通便，治痰饮，积滞，经闭等；丹参、益母草活血祛瘀，消散郁结。全方共行疏肝养血，化瘀祛斑之功。二诊时月经刚至，有瘀血块，加用桃仁、红花，增强活血化瘀之力，使瘀血祛，冲任调。三诊时月经干净，加用羌活、藁本引药上行，以消风祛邪，促进局部气血之流畅，疏散气血之瘀结。

外阴瘙痒症

案

陈某，女，45岁，已婚。

初诊：2001年6月2日。外阴瘙痒3年余，加重1个月。患者3年前，因卫生不洁致外阴瘙痒，间断治疗后症状时轻时重。1个月前，因饮食不慎致外阴瘙痒加重伴肿胀，时流黄浊秽液，白带量多，夹杂黄带，质黏腻，有臭气或如豆腐渣状，伴口苦、心烦、夜不安寐等，舌质红，苔黄腻，脉弦滑数，88次/分。证属下受寒湿，肝络郁阻，以致化热生风，下注阴中。拟清肝热，祛风湿法，龙胆泻肝汤加味。龙胆草10g、柴胡10g、当归10g、炒栀子6g、黄芩6g、泽泻10g、藁本6g、生地15g、车前子10g、木通10g、甘草8g，7剂。同时用外阴熏洗方外用。蛇床子30g、地肤子30g、龙胆草30g、鱼腥草30g、川柏20g、川椒15g、百部30g、苦参30g、生贯众30g、虎杖30g、败酱草30g，5剂。将药物煎汤趁热淋渍，先熏后洗，每日2次，每次20～30分钟。

二诊：2001年6月10日。诉服药及外洗后，外阴瘙痒明显减轻，白带量减少，色白，质稍黏，无臭味，口苦、心烦、睡眠好转，舌淡红，苔薄黄，脉沉，76次/分。予上方续服7剂，外用洗方3剂。

三诊：2001年6月18日。诉外阴瘙痒消失，白带量中，色白，无阴痒及臭味，无其他不适，舌淡，苔薄白，脉沉，74次/分。

按语：外阴瘙痒症是以外阴瘙痒、白带增多如豆腐渣样为主症，属于中医"阴痒"、"带下"范畴，主要与肝经湿热有关。《内经》云："肝脉络阴器"。若郁怒伤肝，肝经郁热，肝气犯脾，脾虚生湿，湿热互结，流注下焦，致妇女外阴及阴道瘙痒，甚则痒痛难忍，坐卧不安。因此，湿毒内生，浸淫下注是导致本病的关键所在。

龙胆泻肝汤出自《医宗金鉴》，是临床用于治疗肝胆实火、肝经湿热循经上扰下注所致外阴瘙痒症的方剂，为医家所习用，但在临床应用时，疗效不显。家父告诫，因阴痒病机，非独湿热，必夹风邪，龙胆泻肝汤虽为清肝利湿名方，但缺乏祛风药，故加藁本取其辛香苦温，以祛伏风。《本草纲目》称藁本主治"妇人疝瘕，阴中寒痛……治160种毒风"；《本草便读》载："藁本入足太阳经，兼通督脉，为发散风寒，祛除寒湿之药，功同羌活。至于治妇人寒湿疝瘕等症，亦督脉为病耳。"所以加用藁本上行祛风而治巅痛，下走消伏风而除阴痒。临床应用在龙胆泻肝汤中加此一味，清肝利湿、祛风消肿的作用更加完备。同时加外阴熏洗方，内外兼治，疗效满意。

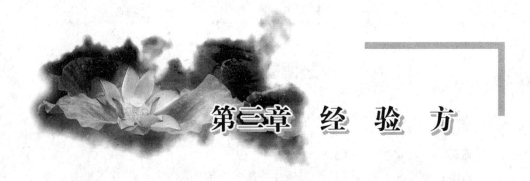

第三章 经 验 方

养血调经汤

组成：熟地 15g、当归 10g、炒白芍 10g、川芎 6g、柴胡 10g、香附 10g、丹参 15g、益母草 15g。

方治：月经不调，气血虚弱，舌质淡红，苔薄白，脉沉弦。

按语：本方由《和剂局方》中四物汤加味而成，是一个补气养血，活血调经的方剂，用于行经期（月经期）的治疗。方中熟地、当归、炒白芍、川芎养血活血，补中有行，活中有养，通治血证百病；柴胡、香附理气消滞；丹参味苦、性微寒，活血化瘀，有"丹参一味，功同四物"之说；益母草活血调经。

如月经先期加栀子 10g、黄芩 10g 以清热凉血；月经后期属寒、色淡白，加阿胶 10g、艾叶 6g 以养血调经；月经量多、腹痛，加生蒲黄 10g、炒五灵脂 10g 以行气止痛；月经量少加桃仁 10g、红花 10g 以活血调经；经前小腹胀痛加玄胡 10g、川楝子 10g 以活血止痛；经期腰痛下坠，加杜仲 10g、故脂 10g 以补肾益气；乳房结块胀痛加青皮 10g、蒲公英 15g、全瓜蒌 15g 以疏肝止痛；乳房只胀不痛加陈皮 10g、泽兰 10g 以理气疏肝；脉浮或滑加法半夏 10g 以温化痰湿；脉迟加吴茱萸 6g 以温养经脉；脉数加栀子 10g、丹皮 6g 以凉血清热；脉缓加肉桂 6g 以温经行脉。

调经种子汤

组成：柴胡 10g、香附 10g、丹参 15g、当归 10g、炒白芍 10g、黄芪 30g、西党参 15g、艾叶 6g、乌药 10g、紫石英 30g。

方治：月经不调致不孕者，舌淡红，苔薄黄，脉沉。

按语：是一个养血调经，培元为主的方剂，用于经后期（卵泡期）的治疗。方中柴胡、香附疏肝理气，调经止痛；丹参祛瘀生新；当归、炒白芍养血活血；黄芪、西党参补气以生血；艾叶、乌药温肾调经；紫石英补肾益精，调经促孕。综观全方，选药精当，标本兼顾，配伍合理，不仅行血分瘀滞，而且解气分之郁结。

如妇女肥胖，经色淡白而黏滞，加法半夏10g、陈皮10g以燥湿化痰；妇女体瘦，月经后期，尺脉弱，加覆盆子10g、淡大云15g、菟丝子10g以温经散寒；偏阳虚加仙茅6g、淫羊藿10g以温补肾阳；偏阴虚加女贞子10g、旱莲草10g以滋养肾阴；白带多加益智仁10g、金樱子10g、乌贼骨15g以收摄止带；神疲乏力，面色苍白或萎黄，舌淡，苔白，脉细者，加光山10g以补脾益气；大便溏泄，每日数次，舌淡，苔薄，脉虚弱者，加炒扁豆15g、车前子15g、苡仁30g以利湿止泻。

补肾促孕汤

组成：熟地15g、山萸肉10g、光山10g、黄芪15g、制首乌10g、续断10g、淡大云15g、覆盆子15g、巴戟天15g、菟丝子10g。

方治：卵泡发育不成熟，无排卵或排卵不畅者，舌质淡，苔薄白，脉沉。

按语：这是一个阴阳双补，滋肾促孕的方剂，用于经间期（排卵期）的治疗。方中熟地、山萸肉、制首乌滋补肾阴；光山、黄芪补脾益气；续断、淡大云、覆盆子补肾强腰，壮督脉之阳；巴戟天、菟丝子温补肾阳，通督脉之气，以导天癸下行于胞脉。其中以补肾生精，调经促孕为主，使精充则肾强，肾强则冲任得养，从而使气血通畅，肝肾得补，经调孕成。

如月经量多，色鲜红，口干，舌质红者，加黄芩10g、丹皮6g以清热凉血；月经量少加艾叶6g、益母草15g以温经活血；经血紫黑有瘀块、小腹胀痛，加没药10g、炒五灵脂10g、生蒲黄10g以祛瘀止痛；心烦潮热加龟板10g、炒栀子6g以清热除烦；输卵管阻塞加王不留行10g、路路通10g、穿山甲6g以通络通管；乳房结块加夏枯草10g、橘络10g以消肿散结。

疏肝养血汤

组成：生地15g、当归10g、炒白芍15g、川芎6g、柴胡10g、郁金10g、香附10g、泽兰10g、丹参10g、茺蔚子10g。

方治：经前乳房胀痛，腰腹刺痛，舌质淡，苔薄白，脉弦涩。

按语：这是一个疏肝理气，养血调经的方剂，用于经前期（黄体期）的治疗。方中生地、当归，味甘而润，"为血家必用之药"，辛香善于行血养血活血，调经止痛，使气血充足则冲任脉盛，胞宫得以充盈；肝喜条达，必以水涵木，故用炒白芍滋阴养血，调经止痛，一则柔肝涵木，二则防诸多辛温香窜之味耗散阴血之虞，又可止痛；川芎行气活血祛瘀；柴胡、郁金疏肝柔肝、理气解郁，促使肝气平和，气机调畅，血脉通利；香附味辛能散，气香走窜，调经止痛，主入气分，行气之中兼行气中血滞，为气中血药；泽兰、丹参活血化瘀，扩张血管；茺蔚子疏通肝络。

如肝气郁热加丹皮 10g、栀子 10g 以疏肝清热；寒凝肝脉加制附子 6g、肉桂 6g、艾叶 6g 以温经散寒；肝郁血瘀加桃仁 10g、红花 10g 以活血化瘀；肝胆湿热加龙胆草 10g、败酱草 30g、紫花地丁 30g 以清利湿热；肝阴不足加山萸肉 6g、沙参 10g、麦冬 10g 以滋养肝阴；痰凝胞宫去泽兰、丹参，加法半夏 10g、白芥子 6g、青、陈皮各 10g 以祛痰利湿；乳房胀痛加全瓜蒌 15g 以疏肝止痛。

通 经 方

组成：制附子 10g、肉桂 10g、桃仁 10g、红花 10g、牛膝 15g、三棱 15g、莪术 15g、大黄 10g、生卷柏 30g。

方治：月经后期、闭经，舌黯红，苔薄黄，脉弦涩或沉弦。

按语：方中制附子、肉桂辛温通阳，能引补血药入血分，以滋养不足之真阴，又引温暖药达下焦，以散胞宫之寒冷，使瘀血速破，经脉通畅；桃仁、红花活血散瘀以增强活血之功；牛膝引血下行；三棱、莪术破血逐瘀，以助行气导滞之力；大黄通肠荡滞；生卷柏能破血通经，《日华子本草》云卷柏"生用破血"。综观全方，融活血化瘀、调理冲任、消瘀散积、闯关通络为一体，不但可缓解症状，且能促进卵巢功能恢复。

如血虚者加当归 10g、炒白芍 10g、川芎 6g 以养血补血；气虚者重用黄芪 30g、西党参 15g、白术 10g 以补脾益气；腰痛者加杜仲 10g、狗脊 30g 以强腰止痛；腹痛者加玄胡 10g、川楝子 10g 以行气止痛；带下量多加芡实 10g、乌贼骨 15g 以收摄止带；尿路不畅者加车前子 10g、泽泻 10g、萹蓄 10g、瞿麦 10g 以利尿通淋。

通 管 汤

组成：昆布 15g、海藻 15g、土茯苓 15g、三棱 15g、莪术 15g、乌贼骨 10g、乳香 10g、没药 10g、煅牡蛎 30g、玄参 15g、黄芪 30g、大贝母 10g、香附 15g、郁金 15g、小茴香 10g、漏芦 15g、穿山甲 5g、王不留行 15g。

方治：各种原因所致的输卵管阻塞性不孕症。

按语：方中昆布、海藻味咸能软坚，消除肿块，豁痰化饮，性寒又能散热，解除局部的郁热；土茯苓甘淡除秽，利湿解毒，疗恶疮痈肿，解毒杀虫；三棱、莪术行血破瘀，攻逐积滞；乌贼骨祛瘀生新；乳香、没药活血散瘀，消肿止痛；煅牡蛎养阴固冲，酸收固涩以敛相火；玄参泻火解毒；黄芪补脾益气，以资生化之源；大贝母清热散结，兼以消肿；香附、郁金疏肝行气解郁，活血祛瘀止痛；小茴香祛寒理气止痛；漏芦活络通经；穿山甲善于走窜行散，贯通经络，透达关窍；王不留行甘苦平，直通冲任二脉，使血海充溢，胞脉通畅，能通经舒络而温散寒湿。全方活血祛瘀，能扩张粘连的输卵管，使阻塞解除，管腔疏通。

如宫寒不孕者，加制附子 6g、肉桂 6g 以温宫散寒；气滞血瘀致小腹疼痛，加生蒲黄 10g、炒五灵脂 10g 以行气化瘀，活血止痛；带下色黄，伴阴痒者，加龙胆草 6g、栀子 6g、黄柏 6g 以清热利湿；胃气不舒、嗳气脘痞，加佛手 10g、川厚朴 10g 以和胃降逆；大便秘结加生大黄 10g、枳实 10g 以泻积导滞。

化 瘤 汤

组成：当归尾 10g、赤芍 10g、桃仁 10g、红花 10g、三棱 10g、莪术 10g、生卷柏 30g、法半夏 10g、夏枯草 15g、半枝莲 30g、白花蛇舌草 30g。

方治：用于子宫肌瘤、卵巢囊肿的非经期治疗。症见少腹疼痛，脉沉弦，舌黯红有瘀点，苔薄。

按语：本方由清·王清任著《医林改错》中少腹逐瘀汤加减而成，是一个活血祛瘀散结，利湿化痰的方剂。方中当归尾、赤芍、桃仁、红花祛瘀生新；三棱、莪术行气止痛，又能助破瘀通经除恶血；生卷柏破血逐瘀；法半夏祛痰利湿；夏枯草软坚散结；半枝莲、白花蛇舌草防癌抗癌。全方配伍妙在活血破瘀，化痰散结而不伤正气。

如气滞偏重者，加香附 10g、川楝子 10g、荔枝核 10g 以疏肝理气；血瘀偏重者，加水蛭 6g、丹参 15g、益母草 15g 以活血逐瘀；热甚者加黄芩 6g、黄连 6g、黄柏 6g 以清热解毒；便秘者加生大黄 6g 以通腑泻热；小腹疼痛者加玄胡 10g 以行气止痛；恢复期或经后选用养血调气健脾之法，用八珍汤加减调理以善后。

连翘败酱汤

组成：连翘 24g、败酱草 30g、蒲公英 15g、金银花 15g、鱼腥草 30g、土茯苓 15g、苡仁 15g、赤芍 10g、三棱 6g、莪术 6g、甘草 10g。

方治：急、慢性盆腔炎属于湿热瘀毒型者，舌淡边有紫点，苔薄黄，脉沉涩。

按语：这是一个清热解毒，利湿消肿，活血化瘀的方剂。方中连翘、败酱草苦寒清热，解毒消痈，灭菌消炎；蒲公英、金银花辛苦微寒，清热解毒，消痈散结；鱼腥草、土茯苓健脾利湿，并有良好的抑菌作用；苡仁清热渗湿，排脓止带；赤芍微寒，清热凉血；三棱、莪术活血化瘀通络，去腐生新消肿；甘草调和诸药。诸药配伍，共清热解毒消肿，又活血化瘀止痛，能使湿热净而毒素排，瘀浊化而新肌生。

因本病的形成由于经行、产后，胞脉空虚或平素体质虚弱，外感湿热毒之邪，蕴结于胞宫，迁延日久而腐蚀阴器，胞络阻滞。故以清热祛湿，活血消瘀为方，使热能散，湿渐化，瘀自消，脉道通，病易愈。同时，清热祛湿化瘀药能改善盆腔血流和微循环，加速盆腔粘连和结缔组织的松解，有利于疾病的恢复。

更 年 期 汤

组成：熟地 15g、制首乌 15g、枸杞子 10g、紫河车 10g、仙茅 10g、淫羊藿 10g、巴戟天 10g、知母 10g、川黄柏 10g、当归 10g、柴胡 20g、酸枣仁 10g。

方治：更年期综合征属于阴阳两虚型者。

按语：这是一个滋阴育阴，温肾扶阳的方剂。方中熟地、制首乌、枸杞子益肝肾，补精血；紫河车大补元气，益气补血；仙茅、淫羊藿、巴戟天温肾助阳；知母、川黄柏清热润燥除烦，清除下焦虚火；当归补血养血；柴胡疏肝理气；酸枣仁养心安神。诸药合用，既滋又敛，不腻不燥，肝肾并治，标本兼顾。

本病肾阴不足，日久阴损及阳，致出现肾阳衰惫，当滋补肝肾以培本，因阴虚而相火妄动，治之不宜辛温刚燥之品，故滋阴勿寒凉，温阳忌刚燥，当以甘平柔润之剂。诸药合用，一阴一阳，使之达到阴中求阳，阳中求阴之功效。全方着眼于肝肾，调养冲任，平补阴阳，调和气血，补而不滞，药不偏颇，故奏全功。

乳 糜 尿 方

组成：生贯众 30g、醋炒贯众炭 30g、山药 20g、生地 15g、鹿角霜 15g、芡实 15g、黄芪 30g、金樱子 10g、赤小豆 30g。

方治：乳糜尿属脾肾阴虚兼湿热型者，舌淡红，苔黄腻，脉滑数。

按语：这是一个清热解毒，健运脾胃，滋阴固摄的方剂。方中生贯众、醋炒贯众炭清热解毒；山药健运脾胃；生地滋养肾阴；鹿角霜温补督脉，滋养阴液；芡实、金樱子温肾阳，缩小便，止遗浊；黄芪益气固摄精微；赤小豆泄热解毒，利水消肿，分清化浊。诸药合用，共奏温暖下元，分清化浊之效，使肾阴充足，任脉得固，湿热清除，则乳糜尿自能痊愈。

本病的发生与湿热有关。内生湿热或多食肥腻，脾胃湿热滋生，壅遏经隧，水谷精微不能正常输布，下趋膀胱，清浊混淆，出现尿如米泔或混浊如浆，病程日久致脾肾阴虚。故对本病的治疗应以清利湿热和补益脾肾同时兼顾。根据"急则治其标，缓则治其本"的原则，以大剂清热解毒药物清除湿热，同时健运脾胃，滋养肾阴，佐以收摄固涩药物。全方在补益剂中，佐以渗利；渗利之剂中，亦兼以补益。其中渗利而不伤阴，补益而不涩滞，共使湿去热清，肾阴得补，则乳糜自消。

产后癃闭方

组成：制附子 10g、桂枝 10g、熟地 10g、山萸肉 10g、山药 10g、丹皮 10g、茯苓 15g、泽泻 10g、黄芪 30g、西党参 30g、乌药 6g、车前子 10g、炒扁豆 15g、四季葱 4 两、食盐半斤。

方治：用于产后小便不通属脾肾亏虚型的治疗。

按语：水煎服，日 2 次，服药同时配合应用食盐炒热，将生葱切细放入盐中，敷肚脐，收效甚捷。

方中制附子、桂枝通阳化气；熟地、山萸肉、山药滋肾补肝；泽泻、丹皮、茯苓行水利尿；黄芪、西党参补中益气；乌药温散下焦虚冷，以助膀胱气化，通利小便；车前子利尿通淋；炒扁豆健脾益气以助行膀胱之气。合方共奏补肾温阳，化气行水之效。

如小便频数，淋漓涩痛者，加金钱草 10g、鱼腥草 30g 以清热通淋；大便干结者加制首乌 10g、麻仁 10g 以润肠通便；大便溏薄者加白术 10g 以健脾止泻。

外阴熏洗方

组成：蛇床子 30g、地肤子 30g、龙胆草 30g、鱼腥草 30g、川柏 20g、川椒 15g、百部 30g、苦参 30g、生贯众 30g、虎杖 30g、败酱草 30g。

方治：用于清热燥湿，杀虫解毒，消炎止痒的外洗方。

按语：这是一种主要用于治疗外阴瘙痒、湿疹、滴虫性、细菌性、霉菌性阴道炎等的外洗方。先用冷水浸泡 2 小时，加水适量煎半小时，取汁先熏后洗，再坐浴 30 分钟，时间延长可增加疗效，每日 1～2 次，7 日为 1 个疗程，月经期停用。每次洗后，即更换内裤，内衣洗净后用沸水煮泡，盆具则用消毒液清洗。已婚者治疗期间禁行房事，有脚癣者应将脚布、浴巾、盆分开使用。

方中蛇床子、地肤子、龙胆草、鱼腥草杀虫止痒；川柏、川椒、百部、苦参清热解毒；生贯众、虎杖清热泻火，除湿止痒；败酱草散郁火，解热毒。该外洗药液直接熏洗患处，使热自清，毒自解，痒自止。该方疗效确切安全，无毒副作用，值得推广。

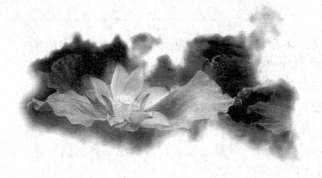

跋

　　余想撰写这本《妇科临证心悟》医书，酝酿已久，将家父的学术思想、临床经验、典型病案、单方验方等进行总结，经过两年多的编写，终于完成了多年来的宿愿，以期对同道和患者有所启迪和裨益。

　　苍天护佑，让我进入了中医这神圣的殿堂。余在从医的征途上求索了十余年，有辛酸、有苦涩，而更多的是甘甜。但所掌握的医学知识还很欠缺，离广大患者的要求还相差很远很远，心中甚是惭愧。职业告诉我业医如履薄冰，如临深渊，必须胆大心细，谦虚谨慎，一点骄傲疏忽都会给患者增加痛苦。余要像家父那样，将生命奉献于中医事业，为了人类的健康，一定努力，努力，再努力！

　　通过临证反复实践，我深刻体会到，有些慢性病、疑难病、顽固病的中医治疗是明显优于西医药的。"言不可治者，未得其术也"，不能治疗好的疾病，是由于我们还没有掌握其有效的治疗方药与技术。中医药相传几千年下来，不仅有用，而且作用巨大。但是，相传难，能真正学好和运用好更是难上加难。国家现在对中医非常重视，广大患者又迫切需要，因此，学好中医、用好中医、传好中医，这是我们当代中医人目前和未来不可推卸的责任。

　　"路漫漫其修远兮，吾将上下而求索"。中医学知识无穷无尽，余要以家父为榜样，不断充实自己，做一名为人民服务的好医生。家父对我的熏陶和教诲，他的高贵品德和学术经验，规范了我作为医师的职业行为。希望年轻一代弘扬这种风范，把这种传统美德继承、传递下去，直至永远……

　　一分耕耘，一分收获。受家风熏染，加之对中医药的执着情怀，业务上不断进取。余的科研项目分别被评为"武穴市科技进步一、三等奖"及"黄冈市第五届自然科学优秀学术论文三等奖"。莫大的荣誉，使我诚惶诚恐，须知荣誉是过去的，学海无涯，术无止境，自己只有精益求精钻研医术，全心全意服务患者，才能无愧于今天的和谐社会，才能无愧于福佑中华民族数千年生生不息的中医药，才能无愧于人民，才能无愧于教我躬耕杏林的父亲！

　　编写本书过程中，余在自己多年临床实践的基础上，结合参阅了一些公开发表的文献资料和临床报道，在此，谨向原作者表示衷心感谢。本书的编纂，得到武穴市一医院劳威文院长的热忱支持，奖掖有加，令人感沛！

中医理论博大精深，临床实践奥妙无穷，以上仅从临床学习的角度，初步简略地探讨家父的学术思想，由于个人学识水平有限，见闻不广，远不能概括家父丰富的学术内容，以及他在中医妇科中的重大业绩，为发掘和整理祖国医学遗产，谨不揣简陋，抛砖引玉，谬误之处，在所难免，尚祈诸贤达惠以教正，以待日后修改、补充、完善和提高。

周利军　谨识